서른 중반, 건강한 임신을 부탁해

서른 중반, 건강한 임신을 부탁해

발행일 2012년 07월 3일 초판

지은이 조 마리코, 기타노하라 마사다카
옮긴이 류지연
발행인 최홍석

책임편집 한창훈
디자인 이대범

발행처 주식회사 프리렉
출판등록 2000년 3월 7일   제 13-634호
주소 경기도 부천시 원미구 상동 532-12 나루빌딩 401호
전화 032-326-7282(代)
팩스 032-326-5866
홈페이지 www.freelec.co.kr
ISBN 978-89-6540-023-3

이 책은 저작권법에 따라 보호받는 저작물이므로 무단 전재와 무단 복제를 금지하며, 이 책 내용의 전부 또는 일부를 이용하려면 반드시 저작권자와 (주)프리렉의 서면 동의를 받아야 합니다.

책값은 뒤표지에 있습니다.

잘못된 책은 구입하신 곳에서 바꾸어 드립니다.

아기가 **찾아오는** 엄마의 **몸**
vs
아기가 **멀어지는** 엄마의 **몸**

서른 중반
건강한
임신을
부탁해

프리렉

"NINSHINTAISHITSU" NI KAWARUTABEKATA GA ATTA!
ⓒ MARIKO JOU 2010
ⓒ MASATAKA KITANOHARA 2010
Originally published in Japan in 2010 by SEISHUN PUBLISHING CO.,LTD,TOKYO.
Korean translation rights arranged through TOHAN CORPORATION, TOKYO.,
And SHINWON AGENCY CO., SEOUL

이 책은 신원에이전시를 통한 저작권자와의 독점 계약으로 프리렉에서 출간되었습니다.
저작권법에 의해 한국 내에서 보호를 받는 저작물이므로 무단 전제와 복제를 금합니다.

글머리에

아기를 가지려고 할 때, 여러분은 무슨 생각부터 하시나요?

"매일 기초체온을 재서, 배란일을 체크해야지."

"산부인과라도 가 볼까?"

물론 이런 것들도 중요하지만, 우선 이런 말씀부터 드리겠습니다.

"아기를 원한다면, 식습관부터 점검해야 합니다."

임신과 식생활이 대체 무슨 상관이냐며 의아하게 여길지도 모르겠습니다. 하지만 밀접한 관련이 있습니다. 늘 의식하며 살 수는 없지만, 우리 몸을 만드는 것은 음식으로부터 얻는 영양입니다. 그리고 설명할 것도 없이 임신이란 여성이 체내에 새로운 생명을 품는 것을 의미합니다. 당연히, 영양이 필요합니다.

물론 임신을 하려면 영양뿐만 아니라 다른 요소도 많

이 필요합니다. 수많은 여성에게 영양 지도를 해 온 영양 카운슬러와 산부인과 의사의 노하우를 전해드리겠습니다. 바로 영양 테라피입니다.

영양 테라피만으로 임신한 경우도 있으며, 오랜 기간 불임치료도 효과가 없었지만 영양 테라피를 시작하자마자 임신한 경우도 많이 있습니다.

또한, 영양 테라피를 함으로써 임신 전뿐만이 아니라 임신 기간에서부터 출산 후까지 활기차게 보낼 수 있습니다. 이처럼, 음식과 영양에는 엄청난 가능성이 숨겨져 있습니다.

한편, 식사를 등한히 하면 겉보기에는 건강해 보여도 좀처럼 임신이 되지 않는 경우가 있습니다. 나중에 자세히 서술하겠지만, 매월 생리를 정확히 한다 해도 또는 건강 검진에서도 아무 문제가 없더라도 임신이 잘 안 되는 경우가 있습니다.

실제로 생활 속에서 필요한 영양소와 배 속의 아기를 키우기 위해 필요한 영양소는 같지 않습니다. 그러므로 아기에게 필요한 영양을 제대로 섭취하며 아기가 언제 찾아와도 문제없도록 준비해야 합니다.

특히 35세를 넘긴 여성들에게 영양소는 더욱 중요합니다. 여성은 나이를 먹을수록 임신을 하기 어려워지는데 영양 테라피로 임신 가능성을 높일 수 있습니다. 또한, 영양을 보충함으로 난자의 노화를 막을 수 있다는 장점도 있습니다.

그뿐만이 아닙니다. 출산과 육아를 하기에 체력적으로 자신이 없다고 해도 제대로 영양소만 섭취하면 산전 산후 모두 건강하게 극복할 수 있습니다.

일과 가정 생활로 바쁜 나날을 보내는 사이 어느새 35세를 넘겼다해도 걱정할 필요가 없습니다. 당장 아기를 원하거나 임신을 계획하고 있다면 자신의 몸과 아기의 몸에 필요한 영양소를 의식적으로 섭취해야 합니다. 그때부터 임신체질로 변하기 시작할 겁니다.

C O N T E N T S

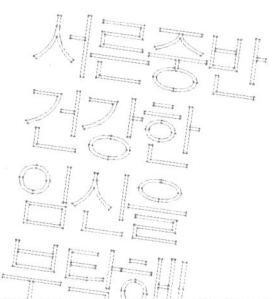

글머리에 · p5

1장/
식습관을 바꾸면 아기가 찾아온다 · p12

아이를 원한다면 내 몸의 영양부터 · p15

35세부터 식습관을 바꾸면 좋은 세 가지 이유 · p19

    1_ 임신 확률을 높여준다 · p20   **2_** 모체의 안티에이징 효과 · p21   **3_** 산전산후 건강하게 · p23

불임의 원인은 다이어트 · p25

영양 테라피만으로 임신에 성공한 나의 이야기 · p29

부인과 질환도 없어지고 아기도 생겼어요 · p33

여성의 80%는 잠재적인 영양부족 · p37

당신에게 부족한 것을 알아보자 영양체크 · p40

| 영양부족 다섯 가지 타입 |

    1_ 생리가 없거나, 주기가 일정치 않은 **월경불순 타입** · p44 **2_** 지나친 다이어트, 혹은 과식 **저영양 타입** · p48 **3_** 몸이 차며, 늘 피곤을 느끼는 **컨디션 불량 타**

입 · p53　**4_** 늘 초조하고, 술과 담배를 달고 사는 **스트레스 타입** · p58　**5_** 쌀밥 위주의 식사, 빵, 단것을 좋아하는 **저혈당 타입** · p63

나에게 필요한 영양소부터 알아보자 · p68

[체험편] 영양 테라피로 아기가 찾아왔어요

사례 1_ 불임치료와 영영 테라피로 마흔 문턱에서 임신 성공 · p70　**사례 2_** 건강한 다이어트와 함께 아기도 생겼어요 · p72　**사례 3_** 부부가 함께 하면 효과가 두 배 · p74

2장/
장점이 가득한 영양 테라피의 비밀 · p78

영양 테라피란? · p81

핵심은 칼로리가 아니라 당질 · p87

함께 일하는 혈당과 인슐린 · p93

영양은 양보다 흡수율에 주목하자 · p97

임신부터 육아까지 건강하게 · p101

출산 전 · p102

출산　① 임신 중 · p105　② 출산 시 · p107

출산 후　① 육아 · p108　② 아이의 건강과 지능 · p110

여성의 미용과 건강 · p112

영양 테라피로 개선할 수 있는 경우와 개선할 수 없는 경우 · p115

[Q&A] 건강한 임신을 위한 영양 테라피의 이모저모

Q1_ 이소플라본이 임신에도 효과가 있나요? · p118 **Q2_** 알레르기의 원인이 되는 것은 임신 중에 피해야 하나요? · p120 **Q3_** 불임치료를 받고 있는데 영양 테라피를 병행해도 괜찮을까요? · p122 **Q4_** 유산한 적이 있는데 다시 임신할 수 있을까요? · p123

3장/
기억하자! 엄마가 되기 위한 영양소 · p126

이런 영양소가 임신체질을 만든다 · p129

1_ 아기와 엄마의 몸을 만드는 **단백질** · p130 **2_** 자궁 환경을 갖추고, 아기에게 영양소를 전달하는 **철** · p136 **3_** 아기의 성장에 꼭 필요한 **아연** · p142 **4_** 임신 초기부터 수유기까지 **비타민 B군** · p145 **5_** 임신 비타민이라 불리는 **비타민 E** · p149 **6_** 폭신폭신한 자궁 침대의 비밀은 **비타민 A** · p151 **7_** 아기에게 특별한 선물을 **칼슘** · p154

4장/
달라진 식습관으로 오늘부터 임신체질 · p156

작게 낳아 크게 키우는 것은 잘못된 상식 · p159

살이 찌는 원인 당질을 줄이자 · p163

먹는 순서를 바꿔 혈당치를 낮추자 · p167

흰 것을 멀리하자 · p172

하루 세 끼보다 하루 다섯 끼 · p174

과식을 피하는 방법 · p177

단백질을 효과적으로 섭취하는 요령 · p180

식사의 주인공은 밥이 아니라 반찬 · p184

토막 생선보다 잔 생선 한 마리를 통째로 먹는 것이 좋은 이유 · p189

음식으로 극복하는 마터니티 블루 · p195

35세 이상이라면 음식으로 몸속 녹을 제거하자 · p199

술과 담배는 아기에게 치명타 · p202

[칼럼]남성은 아연을 섭취하자 · p205

5장/
영양소별 임신체질을 만드는 레시피 · p210

단백질 _ 스페인 풍 오믈렛 · p213   쇠고기와 돼지고기 햄버그 · p214

철 _ 담백하게 찐 간요리 · p215   모시조개 와인 찜 · p216

아연 _ 굴 크림찜 · p217   아보카도와 꼴뚜기 버터 간장 볶음 · p218

비타민 B군(엽산) _ 유채 겨자무침 · p219   아보카도 레몬 · p220

비타민 A _ 장어 계란 부침 · p221   돼지 간 토스터 그릴 · p222

칼슘 _ 모시조개 차우더 · p223   멸치볶음 · p224

DHA, EPA _ 연어 아보카도 · p225   고등어 된장조림 · p226

맺음말 · p228

: CHAPTER :

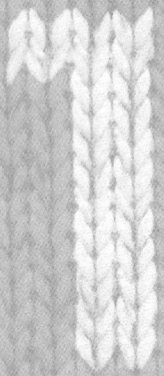

[제1장]
식습관을 바꾸면 아기가 찾아온다

01 식습관을 바꾸면 아기가 찾아온다

아이를 원한다면
내 몸의 영양부터

이 책을 읽으시는 분들은 아이를 원하지만 아기가 생기지 않아 고민하거나 불임치료를 생각하시는 분일 것 같습니다.

"임신을 원한지도 1~2년이 지났는데 좀처럼 아이가 생기지 않는다."

"나이만 들고, 이대로 여유를 부릴 시간이 없는데……"

이런 생각에 사로잡혀 있을 때 떠오르는 것은 아무래도 불임치료입니다. 물론, 불임치료는 효과적인 방법 중

하나입니다. 하지만, 그전에 묻고 싶은 것이 있습니다.

"자신의 몸에 대해 얼마나 알고 있습니까?"

임신을 마치 당연한 것처럼 여기는 분도 많습니다. 하지만 임신과 출산이라는 것은 그리 간단하지 않습니다. 임신을 원한다면 우선 아기가 생겼을 때를 대비해서 최고의 환경을 준비해야만 합니다. 그러려면 우선 자신의 몸을 정돈하는 것 즉, 올바른 식습관으로 적절한 영양을 섭취해야 합니다.

임신하고 나서도 자궁 안에서 수 mm에 불과했던 아기가 불과 10개월 만에 바깥세상에서 살아갈 수 있도록 성장하는 데에 필요한 영양은 모두 엄마의 몸에서 제공합니다. 따라서 임신을 염두에 두었다면 올바른 영양 지식을 익히는 것이 중요합니다.

여러분 중에는 다음과 같이 생각하시는 분도 많을 것입니다.

"야채 중심의 식생활은 건강과 다이어트에도 좋겠지?"

"콜레스테롤은 낮으면 낮을수록 좋은 거야."

"콩은 밭에서 나는 고기라고 하니, 고기 대신에 먹어

야지."

얼핏 보면 틀린 구석이 하나도 없는 것처럼 보이는 이러한 식습관이 오히려 임신하기 어려운 몸으로 만들 수 있습니다. 그동안 영양 카운슬러와 산부인과 의사로서 많은 불임 여성을 만났습니다. 고도의 불임치료를 받고서도 좀처럼 임신이 되지 않아 저희를 찾아온 분도 있었습니다.

이런 경험을 통해 자신 있게 말할 수 있는 것은 불임증이나 불임 판정은 받지 않았음에도 아이가 잘 생기지 않는 여성은 필요한 영양소를 제대로 섭취하지 않는다는 것입니다.

식사는 호르몬 균형과도 깊은 관계가 있습니다. 원래 호르몬의 원료는 음식을 통해 만들어지며 영양이 부족하면 호르몬 균형도 무너지고 임신은 물론 월경불순이나 월경전증후군(PMS) 무배란 생리를 하는 경우도 있습니다.

늘 의식하며 생활할 수는 없지만 결국 몸, 머리카락, 피부, 손톱 등 눈에 보이는 것부터 체내의 혈액이나 뼈에 이르기까지 모두 매일 먹는 음식을 통해 만들어지고 있습니다.

아기가 머무는 자궁도 예외는 아닙니다. 당신이 아기라면 폭신한 침대와 딱딱한 침대 중 어느 쪽에 머물고 싶나요? 당연히 폭신한 침대입니다.

영양은 폭신한 침대처럼 안락한 자궁 환경을 만드는 데에도 깊게 관여하고 있습니다. 하지만, 엄마가 되려는 데 이처럼 당연한 사실을 등한히 하는 여성이 많습니다. 바쁘다며 아침을 거르고 점심은 편의점에서 과자나 빵 혹은 주먹밥으로 대충 때웁니다. 또한, 식사를 할 때 영양보다는 먹고 싶은 것과 좋아하는 것만을 골라 먹습니다. 이래서는 아기가 쉽게 찾아올 수가 없습니다.

"공복을 채우려고 먹는다."

"좋아하는 음식이니까 먹는다."

이래서는 임신에 필요한 영양소를 제대로 섭취할 수 없습니다. 임신을 결심한 순간부터 영양과 식사에 대해 깊이 생각해야 합니다. 먼저 매일 하는 식사부터 점검해 봅시다.

35세부터 식습관을 바꾸면 좋은 세 가지 이유

지금은 고령초산인 여성을 어렵지 않게 만날 수 있습니다. 고령초산이란 일본 산부인과학회의 정의로는 35세 이상의 초산을 지칭합니다만 사실 학술적으로 정의된 것은 아닙니다. 만혼화에 따라 고령초산이 늘었고 약 30년 전과 비교하면 그 수치는 5배에 이릅니다.

분명히 35세를 넘기면 불임이 늘어나는 경향이 있습니다. 결혼이 늦어짐으로 인해 임신할 수 있는 기간이 짧아진 것도 이유겠지만 난소 기능의 저하나 성감염증에 의한 감염 기회가 늘어 불임으로 이어지는 경우도 있습니다. 하지만, 특별한 질환이나 명확한 원인이 없는데 임신이 잘 되지 않는 경우도 많습니다.

임신은 영양소와 깊이 관련되어 있다고 전술했습니다. 특히 35세 이상의 분들에게는 더욱 더 중요합니다. 이유는 다음 세 가지를 들 수 있습니다.

식습관을 바꾸면 좋은 이유 ❶
임신 확률을 높여준다

35세 이상으로 임신을 원한다면 이미 불임치료를 받는 분도 많을 것입니다. 단 자연임신을 원한다면 한계는 40대 전반까지입니다.

일본에서 자연임신 최고령출산은 46세입니다만 40대 후반에 자연임신이란 극히 드문 사례입니다. 단, 설령 나이를 먹었다 해도 특별한 원인 없이 건강하기만 하다면 임신 가능성은 충분합니다.

예를 들어, 기름이 없어 움직이지 못한 차에 기름만 넣으면 달릴 수 있는 것과 같습니다. 이는 몸이 안 좋은 사람이 적절한 식사와 필요한 영양소를 섭취하면 건강한 몸으로 돌아오는 것과 같습니다. 이처럼 자기 자신의 몸을 최상의 상태로 만들어가는 것이 중요합니다.

다양한 불임치료를 시도해 보았지만 임신이 되지 않았다면 영양 밸런스를 바로잡는 것으로 임신 확률을 높일 수 있습니다. 물론, 아직 구체적인 불임치료를 하지 않는 분들에게도 마찬가지입니다.

식습관을 바꾸면 좋은 이유 ❷
모체의 안티에이징 효과

모체의 연령이 높다는 말은 난자의 나이가 많다는 것을 의미합니다. 남성의 정자가 매일 새로 만들어지는 것에 비해 난자는 난소 내에서 만들어지며 첫 배란(초경)을 거쳐 임신하기까지 매달 배란을 합니다. 다양한 노화 현상이 일어남과 동시에 난자도 노화합니다.

활성산소(Oxygen Free Radical)라는 말을 들어보셨나요? 활성산소란 세균이나 바이러스로부터 몸을 지키기 위해 백혈구가 만들어내는 물질입니다. 그런데 이 활성산소에 의해 세포가 산화하면 점차 주변의 세포에 엉

겨 붙어 타격을 주게 됩니다. 즉, 난자도 산화 스트레스에 놓이게 됩니다.

 게다가, 나이가 들어감에 따라 난포기(월경 시작부터 배란까지의 난자의 성숙기간)가 짧아지는 경우도 있어, 충분히 성숙하지 않은 채 배란하는 경우도 있습니다. 즉 난자의 질이 떨어진다는 뜻입니다.

 난자의 질이 저하되면, 당연히 임신도 어려워집니다. 나이를 먹으면 체외수정을 위해 채란할 때 채란 수가 감소하는 경향도 있습니다. 물론, 채란 후의 수정률은 젊은 층에 비해 큰 차이가 없다는 데이터도 있기는 합니다.

 난자가 시간과 함께 노화하는 것은 피할 수 없지만 이것도 적절한 영양소를 섭취하면 어느 정도 막을 수 있습니다. 매일 하는 식사를 꼼꼼히 점검하면 눈에 보이지 않는 세포부터 젊어질 수 있습니다.

식습관을 바꾸면 좋은 이유 ③
산전산후 건강하게

"체력에 자신이 없다."

"아이 양육이 보통 힘든 것이 아니다."

35세 전후의 여성들은 위와 같은 이유로 임신을 망설이고는 합니다. 하지만, 이런 고민도 식습관을 개선하여 영양소를 제대로 섭취하면 해결할 수 있습니다.

임신을 하면 입덧, 빈혈, 요통 등의 불쾌한 증상을 동반하고 출산할 때 엄청난 아픔을 견디어야 하는 등 이런 생각으로 가득하다면, 당장 떨쳐 버려야 합니다. 영양소만 제대로 섭취한다면 입덧도 무난하게 지나가고, 임신 기간 동안 쾌적하게 보낼 수 있습니다.

더불어 충분한 체력으로 출산도 수월하며 모유도 충분히 나와 육아도 즐길 수 있게 됩니다. 이는 저뿐만 아니라 실제 환자를 보며 이미 검증한 사실입니다.

35세 전후로 임신을 고려하는 분들 대다수는 일하면서 임신, 출산, 육아를 경험하리라 생각합니다. 제대로 영양을 섭취하기만 하면 충분히 버틸 만한 체력을 유지할 수 있습니다. 아무리 젊다 해도 영양이 부족하면 임신생활은 힘든 나날이 될 것입니다. 식습관을 점검하고 개선하면 나이에 상관없이 산전산후를 쾌적하게 보낼 수 있습니다.

N U T R I T I O N A L T H E R A P Y

불임의 원인은
다이어트

25년 간 수많은 불임 여성과 상담해 온 제가 여성에게 꼭 당부하고픈 말이 있습니다.

"자신의 몸을 소중하게"

바로 이것입니다. 20대 초반의 저의 경험으로 미루어 절실히 느끼는 것입니다. 당시 저는 어떻게 해서든 날씬해지고 싶어 다이어트를 했습니다. 그것도 먹지 않거나 먹는 양을 줄이는 다이어트였습니다. 곤약이나 샐러드만 줄기차게 먹었습니다. 그 때문이었는지 체중이 줄긴 했습니다. 가장 적게 나갈 때는 40kg을 기록하기도 했습니다. 물론, 저는 기뻐했습니다. 지금 생각하면 정말 어리석은 행동이었습니다. 그 결과 무슨 일이 벌어졌을까요? 생리가 멎어버렸습니다.

게다가 그때까지 계속 저를 고민에 빠지게 했던 여드름은 더욱 악화되었고 피부는 거칠어지며 컨디션도 나빠지는 등 정말 심각한 상태였습니다. 생리를 일 년에 몇 번밖에 하지 않으면서도 "생리를 안 하니 너무 편한 걸!"하고 생각할 정도로 무지했습니다.

하지만, 이렇게 여유를 부릴 수가 없게 되었습니다. 결혼을 했는데 아이가 생기지 않았습니다. 진료 결과 무배란 월경이었습니다. 즉, 배란이 없다는 것이었습니다. 오랜 시간 대충 식사를 때워 영양이 부족한 상태로 지냈던 것이 원인이었습니다.

지금도 다이어트는 여성의 최대 관심사 중 하나입니다. 물론, 아름다워지고 싶은 욕구나 날씬해지고자 하는 심정은 충분히 이해합니다. 하지만, 잘못된 다이어트로 임신하기 어려운 몸이 되어 버리면 남는 것이 무엇일까요?

아무리 이렇게 말해도 실감하지 못하는 분이 많겠지만 저의 경험과 지식을 토대로 단언할 수 있습니다.

"잘못된 다이어트는 오히려 당신을 아름다움에서 멀어지게 합니다!"

다이어트를 통해 체중이 줄어도 안색이 나쁘고 건강하지 못해 늘 피곤해 하는 모습과 손톱이며 머리카락은 푸석푸석하고 피부도 거칠다면 아무리 날씬해도 이런 상태라면 영양부족입니다. 잘못된 다이어트 때문입니다.

엄마가 이와 같은 상태라면 아기에게 충분한 영양을 제공할 수 없습니다. 엄마가 되려는 여성들은 지금부터 올바른 식사와 영양 지식을 익혀야 합니다.

그러면, 20대의 제 이야기로 다시 돌아가 보겠습니다. 그 당시의 저는 불임, 비만, 여드름의 삼중고에 시달렸습니다. 이대로 나이를 먹으면 어쩌나 하는 생각에 소름이 돋았습니다.

그때, 여드름 치료를 받고 있던 피부과 선생님의 소개로 영양 테라피와 운명적인 만남을 갖게 되었습니다. 그

때 저의 스승이신 가네코 마사토시 선생님과 만났습니다. 지금 생각하면 정말 행운이었습니다. 이렇게 영양 테라피는 저의 몸만이 아니라 운명도 바꾸어 놓았습니다.

영양 테라피만으로 임신에 성공한
나의 이야기

망설임 없이 영양 테라피 카운슬링을 받아 보았더니 심각한 영양결핍상태였습니다. 그때까지 식습관을 돌이켜보면 당연한 결과였습니다. 불임증은 물론이거니와 오랜 고민이었던 여드름도 좋아질 수 있다는 가네코 선생님의 말에 저는 열심히 영양 테라피에 임했습니다.

영양 테라피로 불임과 여드름을 고칠 수 있다고 해도 와 닿지 않는 분도 많을 것입니다. 영양 테라피는 정확히는 영양요법이라고 하는데, 한마디로 말하면 적절한 음식(영양소)을 체내에 공급함으로써 세포를 다시 태어나게 하는 것입니다. 이것은 분자교정요법(Orthomolecular Medicine)이라는 학문에 기초한 것입니다. 자세한 것은 2장에서 설명합니다.

우리의 몸은 음식물로 만들어지고 음식에 의해 생명을 유지합니다. 이러한 몸을 보다 건강하게 만들기 위해 필요한 영양소를 섭취하고 세포부터 건강하게 만들자는 것이 영양 테라피의 기본적인 사고방식입니다.

구체적인 방법은 올바른 식습관에 더해 필요한 영양소를 섭취해 가는 것인데 필요한 영양소는 사람마다 종류와 필요한 양이 다릅니다. 자신의 영양 상태를 알기 위해서는 혈액검사를 통해 상세한 데이터를 뽑아볼 필요가 있습니다.

부족한 영양소가 무엇인지 알아냈다면 이번에는 그것을 보충해 나가면 됩니다. 보충하는 방법으로는 식사요법과 영양보충제 섭취가 있습니다.

영양을 섭취한다 해서 모든 사람이 하루에 비타민 C를 ○mg씩 반드시 먹어야 한다는 등 이런 단순한 방식이 아닙니다. 영양 테라피는 일종의 오더메이드 요법으로 사람에 따라 적절한 영양소를 알맞은 양으로 섭취하게 됩니다.

덧붙여 제가 그 당시 영양 테라피로 섭취했던 것은 단백질, 비타민 A, 비타민 C, 비타민 B군, 비타민 E, 칼슘 등이었습니다. 각각의 효능에 대해서는 나중에 설명하겠습니다. 영양 테라피를 시작하고 나서 가장 먼저 느꼈던 것은 아침에 상쾌하게 눈을 뜰 수 있었다는 것이었습니다.

더불어 얼굴을 잔뜩 뒤덮고 있던 여드름도 줄어들어 3년 정도 흘렀을 즈음에는 여드름 흔적마저 사라져 피부가 깨끗해졌습니다.

게다가 살도 찌지 않아 예뻐졌다는 주변 사람들의 말에 기뻐했던 것을 아직도 생생히 기억하고 있습니다. 생리주기도 31일 정도로 규칙적이었습니다.

한때, 2~3개월 정도 생리를 하지 않았습니다. 그전까지 빈번한 일이었기에 대수롭지 않게 생각했습니다. 그런데 산부인과에 가 보니 임신이었습니다. 제가 서른 세 살 때의 일입니다. 그토록 바라던 첫 딸을 임신했습니다. 결혼하고 9년이나 흘러서의 일이니 정말 간절히 바라던 임신이었습니다. 5년 후에는 아들도 가졌는데, 어쨌든 임신 전부터 임신 기간 내내 영양 테라피를 꾸준히 한 효과를 톡톡히 보았습니다.

임신했을 때 입덧도 거의 하지 않았고 임신 중에 흔히 나타나는 빈혈이나 나른함도 없었습니다. 직장 일도 순조로웠고 출산도 편안한 축이었습니다. 이것도 모두 영양 테라피를 지속한 덕분이었습니다.

꾸준히 영양 테라피를 한 저의 두 아이는 비타민 베이비로 태어났습니다. 비타민 베이비란 임신 전부터 영양을 얻고, 배 속에서 영양을 적절히 섭취한 아기를 말합니다.

비타민 베이비로 태어나면 엄마와 아기 모두 장점이 가득합니다. 제가 직접 보고 느낀 것이라 자신 있게 말할 수 있습니다. 이 비타민 베이비의 장점에 대해서는 2장에서 자세히 설명합니다.

부인과 질환도 없어지고
아기도 생겼어요

저는 3년 전부터 클리닉에 영양 테라피를 도입했습니다. 클리닉에는 바쁘게 일하는 30대 여성분들이 상담하러 많이 오십니다. 대부분 영양 부족으로 월경불순이나 불임증인 여성입니다.

하지만, 이런 분들이라도 영양 테라피를 실천하는 것만으로 본격적인 불임치료를 하지 않아도 임신에 성공하는 경우가 많습니다.

무배란 월경이었던 A가 전형적인 케이스입니다. 지나친 소식가였던 A에게는 일단 식사량을 늘리도록 지도

했습니다. 목표 체중을 제시한 다음 단백질을 섭취하도록 했습니다.

신장과 체중의 비율을 나타내는 BMI(Body Mass Index)라는 지수가 있습니다. BMI 지수가 22전후였을 때 성인병 등의 위험이 현격하게 낮아지며 이를 표준체중으로 봅니다. A는 BMI 지수가 17미만이었는데 식사지도 후에는 17.5를 넘어섰습니다.

17.5라는 지수는 하나의 경계치로 BMI 지수가 17.5 이상 되면 배란이 재개되는 경우가 많습니다. A도 배란을 하게 된 것은 물론이고, 생리도 매달 규칙적으로 하게 되었습니다. 불임치료를 목적으로 다닌 것은 아니었지만 그 후 A는 임신이라는 기쁜 소식을 전해 왔습니다.

이처럼 너무 마른 여성은 영양 결손이 월경불순으로 이어지는 경우가 매우 흔합니다. 아직 임신 계획이 없는 젊은 여성이 무리한 다이어트로 지나치게 말라 무배란 상태가 되면 그 후 막상 임신을 원할 때 임신이 어렵거나 임신까지 상당한 기간이 소요되는 경우가 흔합니다. 이것은 저단백 저영양이 무배란으로 이어졌다고 볼 수 있습니다.

저영양 상태를 개선하는 것만으로 배란 확률을 높일 수 있으니 임신을 원하는 분이라면 한시라도 빨리 올바른 식사로 충분한 영양을 섭취할 필요가 있습니다.

또 다른 케이스는 자궁내막증이었던 B입니다. 자궁내막증(Endometriosis)이란 생리를 일으키는 자궁내막의 조직이 자궁이 아닌 다른 곳에서 발생하여 증식하는 병으로 극심한 생리통을 동반하고 불임의 원인이 되기도 합니다.

자궁내막증의 원인 중 하나로 만혼화를 들 수 있습니다. 임신을 하면 월경은 자연스럽게 멈추게 됩니다. 만혼화에 따라 여성이 경험하는 월경의 횟수가 늘어나는데 이것이 자궁내막증의 한 원인이 되고 있습니다. 이 자궁내막증은 특히 30대 후반의 여성에게 많이 나타나는 추세입니다. 생리가 없으면 내막증의 진행이 멈추기 때문에 산부인과 치료에서는 약물 복용을 통해 일시적으로 월경을 멈추는 위폐경 요법을 시행하기도 합니다. B에게는 이에 더해 영양지도를 함께했습니다.

B의 식습관을 살펴보니 주로 양식 위주였습니다. 기름을 많이 사용한 고지방식에 케이크 등 단것도 상당히 많이 먹고 있었습니다. 그래서 B에게는 양식보다 전통식을 먹도록 하고, 단백질을 적극적으로 섭취하도록 지도했습니다.

B는 치료에 따라 생리통이 개선되었습니다. 위폐경 요법은 보통 6개월 정도하는데, 그 후 증상이 재발하는 경우가 대다수입니다. 하지만, B씨는 증상이 개선됐고 2~3년이 흐르고 나서 임신에도 성공했습니다.

여성의 80%는 잠재적인 영양부족

여러 번 언급했던 영양 결손이라는 말은 영양 부족과 비슷한 의미인데, 귀에 익지 않은 말일지도 모르겠습니다. 음식물이 넘쳐나는 포식의 시대에 "영양 부족이라니 말도 안 돼"라는 생각을 할 수도 있지만 영양 테라피에서 말하는 영양 결손은 조금 다릅니다. 풍족한 음식에 둘러싸여 매일 좋아하는 것만 마음껏 먹는 사람일수록 영양 결손일 확률이 높습니다.

즉, 넘쳐나는 것은 칼로리뿐이며 영양은 극히 부족한 상태입니다. 물론, 다이어트를 위해 먹고 싶은 것도 먹지 않고 살을 빼는 사람도 영양 결손입니다.

　많은 여성이 고민하는 두통, 수족냉증, 불면, 생리통 등도 잠재적인 영양부족 증상으로 볼 수 있습니다. 각기나 괴혈병 등의 질환은 비타민 B1이나 비타민 C의 부족으로 생기는데 이처럼 확연하게 영양 결핍증으로 나타나는 병은 사실 빙산의 일각일 뿐입니다. 그 아래 보이지 않는 곳에는 잠재적인 영양 결핍이 있고, 앞서 언급한 수많은 불쾌한 증상이나 컨디션의 악화가 잠재해 있습니다. 병원에서 검사해 봐도 별다른 이상이 없다 하는 두통의 원인이 영양 부족인 경우도 있습니다.

　진료를 하다 보면 자주 피곤하고 이유 없이 나른한 상태가 이어져도 당연한 것처럼 여기는 여성이 많습니다. 하지만 충분한 영양을 섭취하고 진정한 의미로 건강하게 되면 다음과 같은 말이 쏟아져 나옵니다.

　"매일매일, 이렇게 몸이 가뿐할 수가 없어요!"

　"계단이 무섭지 않아요!"

　"뭐든 할 수 있을 것 같아요!"

　영양상태가 정돈되면 자궁 환경도 정돈됩니다. 아기

가 언제 찾아와도 걱정 없도록 영양을 제대로 섭취해야야 합니다. 지금의 식습관을 지속해도 될지 궁금하다면 일상 생활을 되돌아봅시다. 이유 없이 컨디션이 나쁘거나 반대로 지나치게 건강에 신경을 쓰는 분도 우선은 40~41페이지의 체크 리스트를 보고 자신에게 부족한 영양은 없는지 확인해 봅시다.

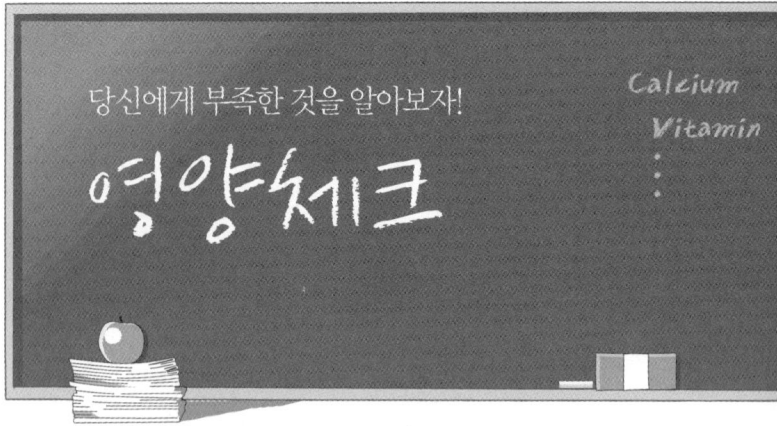

번호	항목	체크
1	단백질은 고기나 생선이 아닌 두부나 낫토로 섭취한다.	☐
2	건강과 미용을 위해 야채중심의 식생활을 하고 있다	☐
3	콜레스테롤이 신경 쓰여, 계란은 자주 먹지 않는다	☐
4	월경주기가 짧다(24일 이내)	☐
5	월경주기가 길다(39일 이상)	☐
6	지금, 다이어트를 하고 있다	☐
7	되도록 저칼로리 식사를 하려고 한다	☐
8	체중이 40kg 이하이다	☐
9	마른편이다(*BMI 지수가 18 이하)	☐
10	뚱뚱한 편이다(BMI 지수가 25이상)	☐
11	건강을 위해 육류를 피한다	☐
12	월경양이 많다	☐
13	현기증을 느낀다	☐

*BMI 지수 계산법
체중(kg) ÷ (신장(m) × 신장(m))
예) 체중 55.5kg, 신장 160cm인 사람의 경우 55.5 ÷ (1.6 × 1.6) = 21.7

> 영양부족이라 해도 원인은 사람마다 다릅니다. 식사는 물론이거니와 체질, 생활 습관에 따라 바뀌기 때문입니다. 이쯤에서 당신에게 필요한 영양소를 알 수 있는 간단한 테스트를 해 보도록 합시다. 아래 항목에 해당하는 것에 체크합니다(몇 개든 상관없음).

번호	항목	체크
14	손발이 차며, 두통이나 어깨 결림이 있다	☐
15	계단을 오를 때 숨이 차며, 저녁에 피로감을 느낀다	☐
16	업무나 일상생활 속에서 스트레스를 자주 느낀다	☐
17	스트레스 해소를 위해, 단 것을 자주 먹는다	☐
18	술을 자주 마신다	☐
19	흡연을 한다	☐
20	매일 30분 이상 운동을 한다	☐
21	바빠서 아침은 거의 거른다	☐
22	쌀 위주의 식사, 빵, 면류 등으로 식사를 하는 일이 많다	☐
23	초콜릿이나 과자를 식사 대신으로 먹는 일이 많다	☐
24	배가 고프면 초조하고, 배가 부르면 졸린다	☐
25	자기 전에 먹는 경우가 많다(식사나 술, 단 것)	☐

| 제1장 · 식습관을 바꾸면 아기가 찾아온다 |

겉으로 드러나는 영양 결핍은 빙산의 일각

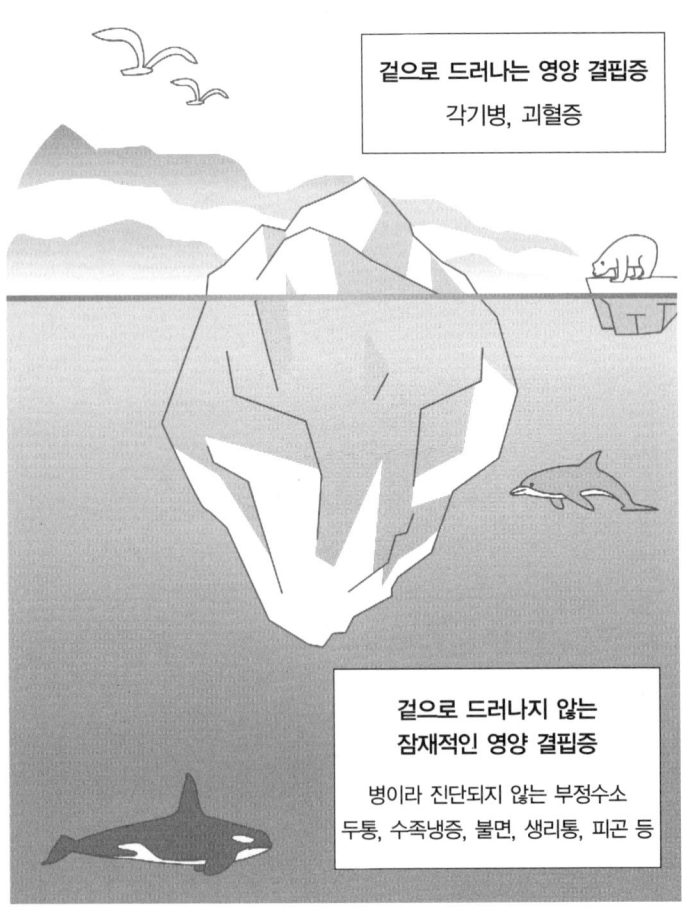

진단결과

가장 많이 체크한 부분이 당신의 타입입니다.
체크한 수가 같다면 양쪽 모두 참고합니다.

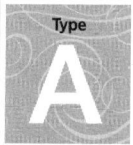
1~5번 항목에 체크가 많다면
생리가 없거나, 주기가 일정치 않은
월경불순 타입입니다. p44

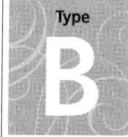
6~10번 항목에 체크가 많다면
지나친 다이어트, 혹은 과식으로 인한
저영양 타입입니다. p48

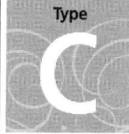
11~15번 항목에 체크가 많다면
몸이 차며, 늘 피곤을 느끼는
컨디션 불량 타입 입니다. p53

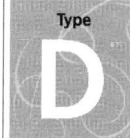
16~20번 항목에 체크가 많다면
늘 초조하고, 술이나 담배를 달고 사는
스트레스 타입입니다. p58

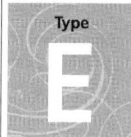
21~25번 항목에 체크가 많다면
쌀밥위주의 식사, 빵, 단것을 좋아하는
저혈당 타입입니다. p63

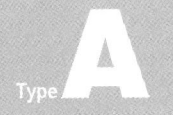

1~5번 항목에 체크가 많은 경우

생리가 없거나, 주기가 일정치 않은
월경불순 타입

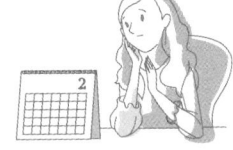

월경주기는 25일에서 38일이 정상입니다. 이에 반해 월경주기가 짧은(24일 이하) 경우를 빈발(頻發) 월경이라 하며 반대로 긴(39일 이상) 경우를 희발(稀發) 월경이라고 하고 3개월 이상 생리를 하지 않으면 무월경이라고 합니다.

이 타입의 특징은 무배란 월경입니다. "나는 생리를 매달 하니까 괜찮아!"라고 생각하는 사람이라도 막상 검사해 보면 무배란 상태인 경우도 많습니다. 배란이 없다면 당연한 말이지만 생리가 있었다고 해도 임신은 할 수 없습니다. 배란을 간단하게 체크해 볼 수 있는 방법은 매달 기초체온을 재는 것입니다. 정상 주기로 배란을 한다면 기초체온 그래프는 저온기와 고온기로 나누어지지만 무배란인 경우에는 저온기만 이어지게 됩니다.

월경불순의 원인이 어느 하나라고 단정할 순 없지만, 잘못된 식습관에 의한 영양부족이 주요 원임임은 분명합니다. 구체적으로는 저콜레스테롤과 저단백질을 들 수 있습니다.

일반적으로 "콜레스테롤이 높으면 건강에 나쁘다."라는 생각을 갖고 있습니다. 분명히 콜레스테롤 수치가 너무 높으면 동맥경화나 심근경색 등의 위험이 높아집니다. 하지만 의외로 알려지지 않은 사실 중 하나가 콜레스테롤 수치는 낮아도 문제가 된다는 것입니다. 건강검진에서 콜레스테롤 수치가 낮다고 좋아할 일이 아니라는 것입니다.

콜레스테롤은 세포를 이루는 세포막의 구성요소이며 여성 호르몬의 원료로 우리 몸에 없어서는 안 되는 성분입니다. 콜레스테롤 수치가 낮으면 여성 호르몬도 재료가 부족해 결국 배란에도 영향을 미치게 됩니다.

난소에 작용하여 배란을 촉진하는 성선자극호르몬도

예외는 아닙니다. 이도 콜레스테롤이 부족하면 균형을 잃게 됩니다. 이것이 월경불순이나 무배란 등의 원인이 되기도 하여 결국 불임으로 이어집니다.

다음으로 단백질은 생명체에게 있어 가장 중요한 영양소입니다. 인간의 몸을 만드는 토대로 기본 중의 기본입니다. 단백질이 부족하면 임신 여부를 떠나 생명을 유지하기 어려울 수 있습니다. 피부, 뼈, 머리카락, 손톱, 치아 등 우리의 몸은 단백질로 만들어집니다. 혈액, 근육, 내장, 호르몬 재료도 단백질입니다. 몸은 단백질 덩어리라 해도 될 정도입니다.

그렇다면, 단백질이 부족하면 어떻게 될까요? 피부, 손톱, 머리카락, 뼈 등이 흐슬부슬한 모습을 한 번 상상해 보십시오. 이처럼 여성이 단백질 결핍에 이르면 비참한 외모가 됩니다.

카운슬링을 하며 느낀 것인데 건조한 피부라면 대부분 단백질 결핍입니다. 단백질을 섭취하기 시작하면 피부도 윤택해집니다. 겨울이 되면 건조한 피부 때문에 고민하는 분들이 많은데, 피부 상태가 반드시 계절의 영향만 받는다고는 할 수 없습니다.

또한, 단백질은 몸속에서 영양을 운반하는 배달부 역할을 담당합니다. 따라서 몸에 좋은 영양소를 받아들여도, 단백질이 없으면 제대로 전달되지 못합니다. 덧붙여, 콜레스테롤은 지방의 일종으로 물에 쉽게 녹지 않으며 단백질과 결합하여 혈액 사이를 이동합니다.

즉, 단백질은 콜레스테롤의 운반책입니다. 콜레스테롤은 성호르몬의 재료라고 말씀드렸는데 임신체질이 되기 위해서는 콜레스테롤과 함께 단백질도 꼭 필요합니다.

개중에는 이렇게 생각하는 분도 있을 것입니다.

"매일 두부를 먹고 있으니까, 단백질은 걱정 없어요."

의외일지도 모르겠지만 이런 분도 단백질 결핍의 가능성이 있습니다. 나중에 자세히 서술하겠지만, 두부는 프로틴 스코어(p182 참조)가 낮아 제대로 이용되기 어렵기 때문입니다.

건강을 위해 야채 중심의 식생활을 하는 분도 만성적인 동물성 단백질 부족 상태라고 할 수 있습니다.

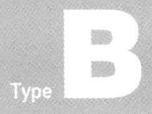

영양부족 · 다섯 가지 타입

6~10번 항목에 체크가 많은 경우   Type B

지나친 다이어트, 혹은 과식
저영양 타입

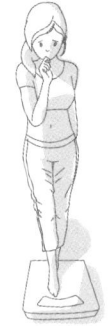

　다이어트 등으로 과도하게 식사를 제한하거나 편향된 식습관을 하는 마른 체형이 해당합니다. 과자를 먹지 않거나 운동을 하는 다이어트라면 추천하지만 무조건 먹지 않거나 특정 음식만 먹는 방식의 다이어트는 당장 멈춰야 합니다.

　다이어트로 지나치게 야윈 사람이나 다이어트는 하지 않지만 소식을 하여 결과적으로 너무 마른 사람은 검사할 필요도 없이 영양 부족입니다. 무월경이나 월경불순도 이처럼 마른 타입에게서 많이 볼 수 있는 패턴입니다.

　장을 보거나 외식을 할 때 칼로리를 체크하며 메뉴를

고르는 분도 많을 것입니다. 하지만 오직 칼로리를 기준으로만 식품을 고르면 영양이 부족해질 수도 있습니다.

살이 찌지 않기 위해 칼로리에 신경 쓰는 건 충분히 이해합니다. 고칼로리 식사를 계속하다 보면 살이 찌는 것은 당연합니다. 그렇다고 해서 영양적인 면은 고려하지도 않고 칼로리가 낮은 것만 골라 식사를 한다면 어떻게 될까요?

칼로리를 제한하면 몸은 스스로 지방을 연소시켜 그에 대응합니다. 지방이 연소하면 살이 빠집니다. 여기서 문제가 되는 것이 앞선 항목에서도 언급한 단백질입니다. 다이어트로 칼로리 제한하면 몸의 중요한 구성성분인 단백질도 연소하기 때문에 근육도 떨어집니다. 근육이 떨어지면, 눈에 보이는 체중이 떨어지기에 "다이어트에 성공했다!"며 기뻐하겠지만 이것이 문제입니다.

단백질 결핍은 피부나 머리카락 등 눈에 보이는 것뿐만이 아니라 여성 호르몬이나 자궁 같은 내장에도 영향을 미치게 됩니다. 이래서는 건강이나 미용 면에서도 좋지 않은 것은 물론이며 임신 확률도 낮아집니다.

또 하나의 타입은 비만입니다. "비만이라면 영양이 넘치는 거 아닌가?"하고 생각할지도 모르겠습니다. 하지만, 비만도 영양부족입니다. 이런 분은 칼로리는 섭취하고 있어도 필요한 영양은 섭취하고 있지 않기 때문에, 아무리 먹어도 영양은 부족하기 마련입니다. 과도한 영양 섭취로 살이 찐 것이 아니라는 뜻입니다. 즉, 칼로리는 영양이 아니라는 것을 염두에 두어야 합니다.

너무 살이 쪄서 건널목을 건널 때조차 숨이 찬다는 환자가 있었는데 혈액 검사를 해 보니 심각한 철 결핍이었습니다. 그래서 철을 중심으로 영양지도를 한 결과 철 결핍은 해소되고 체중도 떨어져 아주 건강한 몸을 만들었습니다.

너무 마르거나, 너무 뚱뚱한 것도 결국 적절한 영양을 섭취하지 못한 상태입니다. 말랐는지 뚱뚱한지는 BMI 지수를 통해 판단합니다. BMI 지수에서는 22를 표준체중으로 봅니다. 임신 체질을 만들기 위해서는 BMI 지수가 18.5~25 사이에 오는 것이 좋습니다.

BMI 지수 18 이하로 지나치게 마른 사람이나 다이어트로 급격하게 체중이 감소한 사람 또는 체중이 40kg 이하의 사람은 무월경이나 월경불순이 되기 쉽기 때문에 임신도 어려울 수 있습니다. 임신을 생각하고 있다면, 체중은 신장에 상관없이 40kg 정도는 되어야 합니다.

체중 40kg 이하나 BMI 지수 17.5 미만의 여성의 경우에는 우선 영양 상태를 개선하는 것을 최우선으로 생각해야 합니다. 이 상태로는 치료를 통해 생리를 오게 해도, 오히려 생리혈만 손실되어 혈액에 포함된 철이나 단백질 등의 영양소를 잃을 위험이 있기 때문입니다.

또한, BMI 지수가 30 이상의 여성이라면, 불임의 위험도가 2.7배에 이른다는 데이터도 있습니다. 너무 뚱뚱해도 불임증의 위험이 크다는 것입니다.

최근에는 임신 중에도 불구하고 다이어트를 하는 건 아닐까 생각될 정도로 칼로리를 제한하는 임부나 배 외의 부분은 날씬하게 가꿔 얼핏 보면 임부로 보이지 않는 분도 있습니다. 아름다워 보일 수도 있지만, 이도 큰 문제입니다. 이래서는 배 속의 아이에게 적절한 영양이 도

달할 수가 없기 때문입니다. 임신 중의 저영양 상태는 태어날 아이의 건강에도 영향을 미칩니다.

임신 중의 체중관리는 평소 이상으로 신경을 쓸 필요가 있습니다. 지나치게 뚱뚱한 분에게는 다이어트를 지도하기도 합니다만, 이때도 체중을 줄이는 것이 목적은 아닙니다. 적정 체중으로 만들기 위해 체중을 줄이는 것은 임신 전에 하는 것이 최선입니다.

임신을 하려는 분은 지나친 다이어트도 비만도 금물입니다. 필요한 영양을 충분히 섭취하면서 적정 체중을 지키도록 늘 신경 써야 합니다.

영양부족 · 다섯 가지 타입

11~15번 항목에 체크가 많은 경우

Type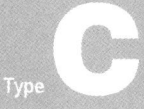

몸이 차며, 늘 피곤을 느끼는
컨디션 불량 타입

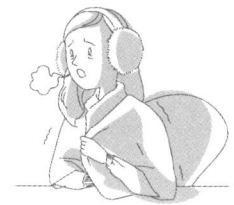

손발이 차고, 두통, 어깨 결림, 피곤 등 이런 증상은 여성에 많이 나타납니다.

"두통은 달고 산다."

"업무 때문에 늘 피곤하다."

위의 증상은 누구나 있는 증상처럼 생각하기 쉬운데, 컨디션 불량의 주요 원인은 바로 철 결핍에 있습니다. 철은 앞서 설명한 단백질만큼 중요한 영양소 중의 하나입니다. 영양지도를 받는 여성 대부분이 철 결핍이라 해도 좋을 정도로 여성들에게 철은 압도적으로 부족합니다. 또한, 불임치료를 받는 분들에게도 철 결핍이 많습니다.

여성은 생리를 하기 때문에, 특별히 뭔가를 하지 않아도 매달 철이 빠져나갑니다. 어지간히 음식에 신경을 쓰지 않는 이상 제대로 보충하기가 어렵습니다.

"건강검진을 받아 봤는데, 이상이 없었으니까 난 문제없어."

하지만, 이런 사람이라도 자세히 조사해 보면 철 결핍인 경우가 종종 있습니다. 이유는 혈액검사의 검사항목에 있습니다.

헤모글로빈(Hemoglobin)이나 헤마토크리트(Hematocrit)라는 말을 들어본 적이 있으십니까? 헤모글로빈은 적혈구에 포함되어 있으며, 산소를 운반하는 역할을 담당하는 단백질입니다. 헤마토크리트는 혈액 중 적혈구의 비율을 나타냅니다. 이 두 가지를 검사하여 빈혈이 있는지를 파악합니다.

사실, 빈혈이나 철 결핍을 파악하기 위한 검사항목은 이 외에도 더 있습니다. 하지만 보통 건강검진 항목에 들어 있지 않기 때문에 철 결핍이 있어도 파악하지 못할 가능성이 있습니다.

조사하지 않은 항목에 대해서는 그것이 아무리 좋지 않은 수치를 보인다 해도 드러날 리가 없습니다. 따라서 철 결핍임에도 혈액검사에서는 아무 이상이 없다고 나옵니다.

덧붙여, 저희는 철 결핍을 알아보기 위해 페리틴(Ferritin)이라는 검사항목을 사용하고 있습니다. 불임으로 고민하는 분들의 혈액을 검사해 보면, 이 페리틴 수치가 낮은 분이 상당히 많습니다(p138 참조).

철 결핍은 신체에 나타나는 증상으로도 파악할 수 있습니다. 두통, 어깨 결림, 피로와 같은 증상을 시작으로 집중력이나 기억력 저하, 초조함 등 신경 증상까지 영향을 미칩니다. 영양 테라피에서는 여성에게 많이 나타나는 원인불명의 두통(편두통 등)의 원인의 대부분은 철 결핍이 아닐까 생각하고 있습니다.

또한, 여성에게 있어서 간과할 수 없는 것이 바로 미용입니다. 철에는 피부의 탄력을 유지하며 잡티를 막아주는 기능이 있습니다. 따라서 철 결핍이 심각해지면 피부도 거칠어지고 검버섯 등의 잡티도 많아집니다. 입 주변에 생기는 여드름이나 손톱 갈라짐, 구내염, 모발탄력 저하, 탈모 등도 철 결핍이 원인입니다.

"임신이 잘 안 되고 피부가 거칠어진다."

"쉽게 지치고 초조하다."

이처럼 철 결핍은 여성에게 이로운 점이라고는 찾아볼 수 없습니다. 이러한 철 결핍을 해소하려면 식습관을 점검하는 것이 중요합니다. 건강이나 칼로리를 따지느라 육식을 삼가고 있지는 않나요? 철이 부족한 사람의 평소 식생활을 보면 육류를 섭취하지 않는 경우가 많습니다.

요즘에는 채식주의자라는 말을 종종 들을 수 있습니다. 융통성 있는 채식주의에서부터 엄격한 채식주의까지 있긴 합니다만 야채 중심의 식생활로 육식을 배제하는 식사를 하는 것이 기본입니다.

또한, 최근 마크로비오틱(Macrobiotic)이라는 식사법도 여성들에게 인기입니다. 마크로비오틱은 현미나 통밀가루를 사용한 밀 식품을 주식으로 하여 야채는 껍질이나 뿌리 등을 통째로 먹고 육류나 유제품을 이용하지 않는 식사를 말합니다. 채식주의나 마크로비오틱이나 모두 건강을 고려한 식사법으로 그 이점도 상당합니다. 하지만 육식을 배제한 식사법은 만성적인 단백질과 철 부족을 일으키게 됩니다.

철이 많은 든 음식재료로 시금치나 건자두를 떠올리는 분도 있을 것입니다. 하지만 철은 원래 몸에 잘 흡수되지 않는 영양소이며 시금치나 건자두 등 식물에 포함된 철은 흡수율이 낮습니다. 이에 반해 간, 붉은 살코기, 생선 등에 포함된 철은 체내 흡수율이 매우 높습니다.

철을 효과적으로 섭취하려면 고기나 생선을 식생활에 도입할 필요가 있습니다. 칼로리가 신경 쓰인다면 튀김 등 기름을 사용하지 말고 샤부샤부나 회 등으로 먹으면 해결할 수 있습니다.

식사할 때 의식적으로 철을 섭취하는 것만으로 놀랄 만큼 컨디션이 좋아지고 원기를 되찾게 된 여성은 상당히 많습니다.

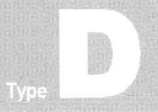

영양부족 · 다섯 가지 타입

16~20번 항목에 체크가 많은 경우

Type **D**

늘 초조하고, 술이나 담배를 달고 사는
스트레스 타입

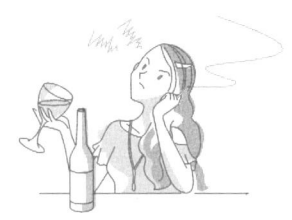

이 책을 읽는 35세 전후의 여성이라면 아마 스트레스를 받지 않는다는 사람은 없을 것 같습니다. 스트레스라는 것은 직장 내의 인간관계나 환경 변화 등 정신적인 충격을 받는 것만을 떠올리기 쉽지만, 일상적인 생활 속에서도 알게 모르게 받는 스트레스는 무수히 많습니다.

더위, 추위, 인파 사이를 걷거나 감기에 걸리는 등 이 모두가 스트레스에 해당됩니다. 이에 더해 술, 담배, 단것의 과잉 섭취나 과도한 운동 등 모두 몸에는 스트레스로 작용하게 됩니다.

술이나 담배는 물론이거니와 건강을 위해 좋다고 믿

고 하는 운동마저도 스트레스가 되는 이유는 무엇일까요? 이는 앞서 언급한 활성산소(Oxygen Free Radical)가 관계하고 있습니다.

체내에는 노화나 병을 일으키는 하나의 원인이라 알려진 자유라디칼(Free Radical)이라는 불안정한 전자가 있습니다. 이것이 체내의 세포 사이를 돌아다니며 다른 분자에게서 전자를 강제로 빼앗고 산화가 일어납니다. 산화란 물질이 산소와 화합한다는 뜻입니다. 이 산화작용에 의해 몸의 세포도 충격을 받게 되는데, 이 자유라디칼의 발생원인이 바로 활성산소입니다.

자유라디칼은 체내에서 소거되기만 하면 아무 문제도 없습니다. 하지만, 너무 많아지면 세포나 세포막도 상처를 입어 그 기능이 저하되는데 이것이 바로 노화입니다.

자유라디칼의 발생원인인 활성산소를 늘리고 세포의 노화를 촉진하는 것이 바로 술, 담배, 단것의 과잉섭취나 격한 운동입니다.

우선 체내에 들어간 알코올은 간에서 분해되는데, 그 분해과정에서 대량의 활성산소가 발생합니다. 담배도 마찬가지로 니코틴량과는 상관없이 대량의 활성산소를 발생시켜 비타민 C를 소비하게 되기 때문에 멀리 하기 바랍니다.

운동을 할 거라면 기초대사를 높이고 근육 양을 늘리는 걷기 같은 가벼운 유산소 운동을 식후에 20~30분 정도 하는 것을 추천합니다.

단것을 많이 먹는 것도 좋지 않습니다. 스트레스가 쌓였을 때나 피곤할 때 무심결에 단것을 집어 들게 됩니다. 그러면 차분해진다는 분도 있지만, 이는 일시적일 뿐입니다. 체내의 당분 과잉은 활성산소가 발생하기 쉬운 상태를 만들기 때문에 오히려 마이너스가 됩니다.

아무리 몸에 좋은 식사나 영양을 섭취해도 동시에 이렇게 몸에 스트레스를 준다면 아무 의미가 없습니다. 왜냐하면, 스트레스에 의해 영양이 소모되기 때문입니다.

정신적인 스트레스는 물론 육체적인 스트레스에도 영양이 소모됩니다. 스트레스의 정도가 심한 사람은 더욱 그렇습니다.

눈에 보이지 않는 스트레스를 줄이기는 쉽지 않을지

모르겠습니다. 하지만 식습관이나 생활습관은 개선할 수 있는 여지가 있습니다. 자신의 생활을 돌아보고 스트레스의 원인이 되는 것을 조금이라도 줄이도록 노력합시다.

다음과 같은 음식과 생활습관이 활성산소를 만든다.

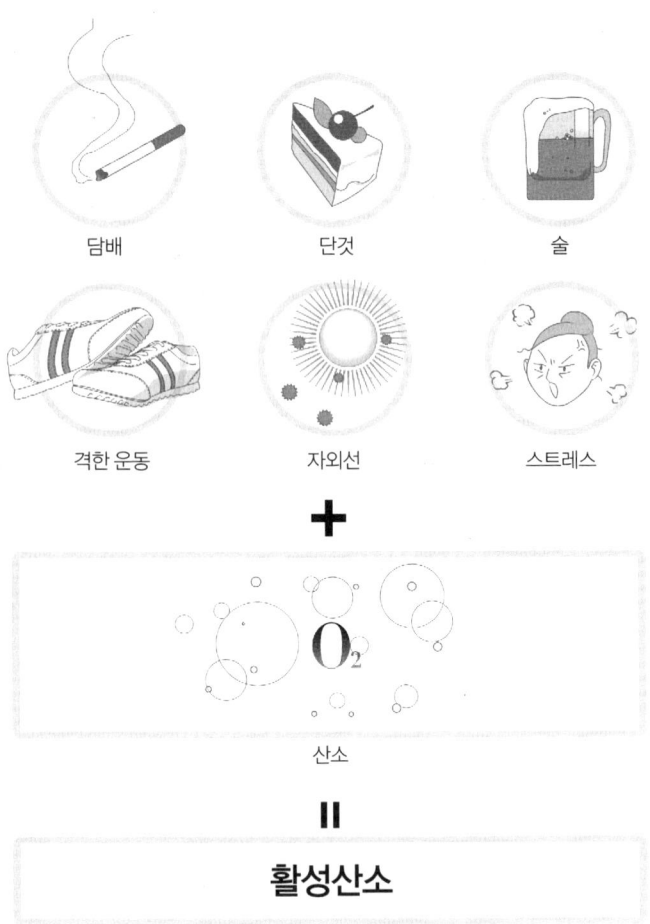

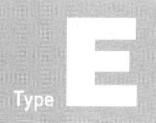

영양부족 · 다섯 가지 타입

21~25번 항목에 체크가 많은 경우

Type E

쌀밥 위주의 식사, 빵, 단것을 좋아하는
저혈당 타입

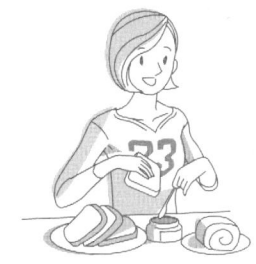

 아침을 거르고 낮에는 쌀밥 위주의 식사나 빵, 면류 등의 탄수화물만 먹습니다. 때로는 과자를 식사 대용으로 먹거나, 자기 전에 술이나 단것을 먹기도 합니다. 이런 식생활을 하는 사람은 틀림없는 저혈당증입니다.

 "단것을 먹는데 왜 저혈당인가요?"

 "당뇨병? 그건 나이 든 사람들만 걸리는 거 아닌가요?"

 이런 말이 들려오는 것 같습니다. 저혈당이라는 말을 정확하게 이해하기 어려울 수도 있으니 알기 쉽게 설명하겠습니다.

건강검진 등에서 혈당치라는 말을 본 적이 있을 겁니다. 혈당치는 혈액 내의 포도당 농도를 말합니다. 혈당치는 보통, 호르몬에 의해 일정하게 유지하게 됩니다. 혈당치가 높아지면 췌장에서 인슐린이라는 호르몬이 분비되고 혈당치를 내리도록 작용합니다. 반대로 혈당치가 낮아지면 아드레날린(Adrenaline), 노르아드레날린(Noradrenaline), 코티솔(Cortisol)이라는 호르몬이 분비되어 혈당치를 높이는 역할을 하게 됩니다.

혈당치가 안정되면 뇌에 충분한 포도당이 공급되기 때문에 정신적으로도 안정되며 의욕도 넘치고 집중력도 생깁니다. 식사를 하면 누구든 혈당치는 올라가기 마련입니다만, 보통은 완만하게 올라가고 완만하게 내려가며 식후 3~4시간이 지나면 공복 시와 동일한 수치로 안정됩니다.

혹시, 저인슐린 다이어트를 알고 계십니까? 이것은 혈당치를 급격하게 상승시키지 않는 식품을 섭취하는 다이어트로 의학적으로도 근거가 있는 방법입니다. 혈당치가 어느 정도 속도로 올라가는지를 알 수 있는 지표로 GI(Glycemic Index) 수치가 있는데, GI 수치가 낮은 식품 즉 혈당치가 쉽게 올라가지 않는 식품을 골라 섭취하도록 하는 것입니다.

단것, 흰쌀, 식빵, 면류 등은 당질이 높기 때문에 GI 수치도 높으며 이것을 먹으면 혈당치가 급격하게 올라가게 됩니다. 그렇게 되면, 혈당치를 내리기 위해 인슐린이 대량으로 분비됩니다. 이처럼 우리 몸은 혈당치를 안정시키려는 구조로 이루어져 있습니다.

초콜릿이나 케이크 등 단것이나 흰쌀, 식빵 같은 당질이 높은 음식을 과잉 섭취하게 되면 결국에는 이 혈당조절이 제대로 이루어지지 못합니다. 이것이 저혈당증입니다. 덧붙여 당뇨병은 이 혈당치를 내리는 인슐린의 기능이 저하되어 혈당치가 높아지는 병입니다.

"당질이 높은 음식을 많이 먹어서 혈당치가 높아지는 것은 알았는데, 왜 저혈당증인가요?"

용어상으로는 마치 반대로 들리지만, 간단하게 말하면 당뇨병과 저혈당증은 표리일체의 관계입니다. 혈당치가 급격하게 올라가기 때문에 인슐린이 대량으로 분비되는 것은 앞서 말한 대로입니다. 대량의 인슐린에 의해 이번에는 혈당치가 급격하게 내려가게 되는데, 이 상태가 지속되면 이번에는 인슐린 조절이 제대로 안 되어 약간의 과자를 먹기만 해도 대량으로 분비되거나 혈당치가 낮은 상태가 지속됩니다.

즉, 혈당치가 올라가거나 내려가는 것의 차이만 있을 뿐이며 혈당 조절 이상이라는 점에서는 당뇨병이나 저혈당증이나 문제가 있다는 뜻입니다.

혈당과 인슐린의 관계에 대해서 보다 자세한 이야기는 다음 장에서 하도록 하겠습니다. 어쨌건 이러한 저혈당증은 명백한 영양부족의 결과입니다. 공복에 초조함을 느끼거나 식후에 졸리거나 하는 것도 실은 저혈당 증상입니다. 이것은 뇌로 가야 할 포도당이 안정되지 않았기 때문에 발생하는 증상입니다.

그리고 임신을 바라는 여성에게 있어서 특히 무서운 것은 지금껏 말한 인슐린이 계속해서 과잉 분비되면 배란장해의 중대한 원인이 된다는 것입니다. 더불어 자궁

내막증 증상이 나타나거나 그 진행을 재촉하게 되기도 합니다.

 어느 것이든 당질의 과잉 섭취는 임신을 어렵게 합니다. 당분이 많은 과자나 주스를 피하고 GI 수치가 낮은 음식을 골라 먹는 등의 노력이 필요합니다.

나에게 필요한
영양소부터 알아보자

영양 체크를 통해 자신의 식사법과 식습관을 살펴본 계기가 되었나요? 개중에는 1번 타입인 것 같기도 하고 2~3번 타입에 해당하는 것 같은 분도 있을지도 모르겠습니다.

"어깨 결림이나 냉증은 체질 아닌가요?"

"고기는 많이 먹으면 안 좋다고 해서 일부러 참고 있었는데!"

"술도 단것도 절대 포기할 수 없는 내겐 무리인 듯……"

이런 식으로 너무 자신을 책망할 필요는 없습니다. 현대 여성은 많든 적든 이 같은 식습관과 생활습관을 가지고 있습니다.

앞서 여성 대부분이 영양부족이라고 서술했는데, 특히 여성에게 많이 보이는 것이 철 결핍입니다. 그리고 월경 이상이나 다이어트로 너무 말랐거나 반대로 칼로리 과잉섭취로 비만인 분에게 단백질 결핍이 많습니다.

철이나 단백질은 몸을 구성하는 기본 요소이며 호르몬 재료이기 때문에 아기를 바라는 여성에게는 반드시 필요합니다.

임신체질이 되기 위해 필요한 영양은 사람마다 제각기 다릅니다. 여기서는 크게 다섯 가지 타입으로 나누어 보았습니다만 체질은 물론이며 매일 먹는 음식과 생활습관에 이르기까지 제각기 다를 수밖에 없습니다.

그러므로 우선은 지금 자신에게 필요한 영양소가 무엇인지 아는 것이 첫걸음입니다. 그다음 효율적으로 영양을 섭취해 나가는 것이 바람직합니다.

체험편　영양 테라피로 아기가 찾아왔어요

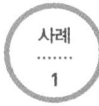
사례 1

불임치료와 영양 테라피로 마흔 문턱에서 임신 성공

C는 나이보다 들어 보이며 늘 피곤함에 젖어 있고 활기라고는 찾아볼 수가 없는 가늘고 작은 목소리의 소유자였습니다. 얼굴도 부어 있었고 피부도 거칠었습니다.

36세의 나이로 끊임없이 불임치료를 해 왔고 침이나 한방치료까지 병행했지만 임신은 되지 않고 설령 임신 반응이 있다 해도 유지를 못했습니다. 계속되는 불임치료에도 지쳤고 스트레스도 심하게 받았습니다. 몸에 좋은 것이라면 뭐든 하고 싶다며 지푸라기라도 잡는 심정으로 영양 테라피를 받게 된 것입니다.

혈당검사를 해 보니 단백질 결핍, 저콜레스테롤, 저페리틴 등이 나타났습니다. 당장 식사 지도를 시작하고 식사로 개선이 어렵다고 판단되는 경우에는 영양보충제로 부족한 영양을 섭취하도록 지도했습니다.

사례 1

　C가 보인 증상으로는 "피로가 쉽게 가시지 않는다." "손발이 심하게 차다." "두통을 자주 느낀다." "습진이 자주 생긴다." "초조하고, 불안하다." 등이었습니다. 영양 테라피와 불임치료를 병행했는데, 반년 정도 지난 즈음 C의 증상이 눈에 띄게 나아지기 시작했습니다.

　우선, 피부가 맑아졌습니다. 지금까지는 스트레스를 받으면 바로 났던 습진도 사라졌고 피곤도 풀리고 두통도 사라졌습니다. 검사결과에서도 콜레스테롤과 페리틴 수치가 개선된 것을 확인할 수 있었고 영양에 의해 확연히 컨디션이 좋아지는 것을 알 수 있었습니다.

　당시에는 임신 반응이 있었다가 없었다가를 반복했지만, C의 표정은 늘 밝았고 불임치료에도 긍정적으로 임하게 되었습니다. C가 임신 소식을 전한 것은 C가 40세가 되기 직전 영양 테라피로 생기를 되찾고, 긍정적으로 불임치료를 받은 결과라고 생각합니다.

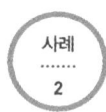

사례 2   건강한 다이어트와 함께 아기도 생겼어요

1년간 불임치료를 받아 왔던 D는 158cm의 키에 70kg으로 누가 봐도 비만이었습니다. 불임치료를 받고 있었는데, 경제적인 부담이 컸다고 합니다. 그래서 치료를 잠시 중단하고 컨디션을 조절한 뒤 다시 도전하려는 마음으로 저를 찾아왔습니다.

D는 전철에서 임부로 오해받을 만큼 살이쪄 건강해 보였지만 본인에 의하면 체력이 약해 조금만 걸어도 숨이 찬다고 했습니다. 더불어 고혈압, 냉증, 심각한 변비, 등의 증상이 있었습니다.

검사를 해 보니 예상대로 영양부족을 보이는 결과가 차례차례 나타났습니다. 짐작했던 대로 저콜레스테롤, 저페리틴 외에도 산화 스트레스, 미네랄 결핍, 혈당조절 이상 등이였습니다.

사례 2

 우선, 식사 지도로 철저한 당질 제한을 시행했습니다. 단것을 먹지 않고 밥의 양을 줄이거나 현미로 대체하는 식이었습니다. 또한, 고단백질 저칼로리 식을 먹도록 유념하고 단백질을 섭취하기 위해 아미노산이나 프로틴 영양보충제도 이용했습니다. 동시에 스트레스로 소모되기 쉬운 비타민 C도 섭취하도록 했습니다. 그리고 식사 직후에 회사 주변을 걷도록 지도했습니다.

 그 결과 11kg 감량에 성공했고 몸무게는 50kg대로 접어들었습니다. 건강하게 살이 빠졌기 때문에 생기가 넘쳤고 숨이 차는 증상이나 변비도 좋아졌으며 혈압도 안정되었습니다.

 10개월간 불임치료를 중단하고 영양요법에 전념해 컨디션을 정돈한 뒤 불임치료를 재개한 D에게서 3번째 불임치료로 임신했다는 소식을 접했습니다. 비만도 해결하고, 임신 전에 몸의 컨디션을 정돈한 것이 성공의 발판이었습니다.

체험사례   영양 테라피로 아기가 찾아왔어요

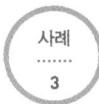

부부가 함께 하면 효과도 두 배

E는 남편과 함께 불임치료를 받고 있었습니다. 결혼하고 5년이 지나고 나서 한 번 유산한 뒤 4년 동안 임신이 되지 않았습니다. 불임치료로는 처음부터 체외수정을 시도했다고 했습니다. 그렇게 몇 번 체외수정을 시도했지만 E의 난자 수가 줄고 채취도 어려워졌습니다. 간신히 채취를 해도 난자의 질이 떨어졌습니다. 남편은 30대 초반으로 E보다 어렸는데 정자의 운동량이 나빠 함께 영양 테라피를 하게 되었습니다.

E는 상당한 미인이었는데도 불구하고 피곤함에 젖어 생기를 잃은 모습이었습니다. 계속된 불임치료로 정신적인 부담이 상당한 듯 보였습니다. 증상으로는 "쉽게 지친다." "생리통이 심하고 월경불순이다." "멍이 잘 생긴다." "어깨 결림이 있다." "손발이 차다." 등으로 컨디

션이 상당히 나빠 보였습니다. 남편은 "쉽게 지친다." "탈모가 있다." "비염이 있다." 등이었습니다.

검사 자료를 보니, 부부 모두 단백질 결핍, 산화 스트레스라는 것을 알 수 있었습니다. 또한, E에게는 심각한 철 결핍과 남편에게는 심각한 아연결핍을 예상할 수 있었습니다. 여성의 철 결핍과 남성의 아연결핍은 불임 부부의 전형적인 사례입니다. 이 영양부족을 해결하면 불임치료에 도움이 될 것이라고 확신했습니다.

불임 치료에 스트레스를 느꼈던 E는 반년 정도 치료를 중단하고 영양 테라피에 전념하고자 했습니다. 영양 테라피를 시작하자 부부 모두 컨디션이 개선되는 모습이 확연히 보였습니다.

특히 E는 낮잠을 자지 않으면 거의 움직이지 못했고 감기에도 잘 걸리고 한번 감기에 걸리면 장기간 지속되었던 것이 완전히 건강해졌다며 놀랐습니다. 그 결과 불임치료를 쉬는 사이 임신에 성공했습니다.

영양 테라피에는 남성의 임신 기능을 높이는 효과도 있습니다. 여성뿐만이 아니라 남성에게도 정자의 수가 늘고 정자의 운동량이 올라가는 등의 효과를 기대할 수 있습니다.

: CHAPTER :

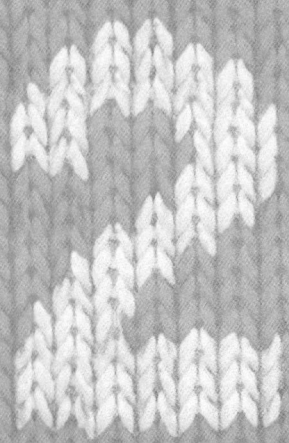

[제2장]

장점이 가득한
영양테라피의
비   밀

02

장 점 이 가 득 한 영 양 테 라 피 의 비 밀

N U T R I T I O N A L T H E R A P Y

영양 테라피란?

앞장에서 이야기한 영양 테라피는 정확히 영양요법이라 하는데 이번 장에서는 이 영양요법에 대해 자세한 설명을 하겠습니다.

감기에는 비타민 C가 좋다는 것은 상식입니다. 실은 바로 이것이 영양요법적인 사고방식입니다. 한마디로 말하면 영양을 세포 차원에서 고려한 방법으로 정확히 분자교정요법(Orthomolecular Medicine)이라고 합니다. 우선 역사부터 살펴보도록 하겠습니다.

분자교정요법은 원래 정신질환 치료법으로 확립되었습니다. 그 창시자 중 한 사람인 캐나다의 아브람 호퍼

(Abram Hoffer) 박사는 암 환자의 정신질환 진단 및 치료를 담당하고 있었습니다. 암환자들이 우울증에 많이 걸리다 보니 암 전문의와 팀을 이뤄 치료했습니다.

박사는 원래 생화학 분야에서 박사학위를 취득했으며 몸에 나타나는 증상을 분자수준에서 연구했습니다. 그곳에서 박사가 이끌어낸 결론은 분자로 구성된 몸속의 물질에 무언가의 변화가 생기고 그 반동으로 여러 증상이 나타난다는 것이었습니다. 정신질환에는 뇌 속의 물질이 연관되어 있다는 가설 아래 연구를 계속했는데 당시는 너무 기발해서 이단자로 취급받아 의학계에서 쫓겨날 정도였습니다.

그 이론에 공감을 표시한 것이 노벨 화학상과 노벨 평화상을 수상한 라이너스 폴링(Linus Pauling) 박사입니다. 폴링 박사도 병의 예방과 치료를 몸을 분자 차원에서 생각할 필요가 있다고 주장하고 비타민을 시작으로 하는 영양소(분자교정물질)를 올바르게 쓰는 것이 필요하다고 호소했지만 역시 이것에도 반발과 비난이 쏟아졌습니다.

그런 두 명의 박사가 교류해가면서, 호퍼 박사의 연구 발표를 토대로 폴링 박사가 새로운 병 예방과 치료 사고법을 제창한 것이 바로 분자교정요법입니다. 덧붙여, 일본에 분자교정요법을 퍼트린 분은 폴링 박사의 제자인 가네코 마사토시 선생님입니다.

"평소 어떤 것을 먹나요?"

호퍼 박사는 치료를 시작할 때 환자에게 이처럼 물었습니다. 우리 몸의 구성성분은 모두 음식으로 만들어집니다. 머리카락, 손톱, 피부 등이 매일 바뀌는 것은 여러분도 잘 알고 계실 것입니다. 몸속에 있는 뼈, 위장, 자궁, 혈액, 콜라겐 등도 매일 새로 태어나고 변합니다.

그리고 우리 몸에는 60조에 달하는 세포가 있습니다. 건강해지려면 세포 하나하나가 바른 역할을 해야 합니다. 세포를 덮는 세포막은 인지질, 콜레스테롤, 단백질로 이루어져 있는데 이것도 음식으로 만들어집니다. 어떻게 태어나 변하는가는 모두 재료에 달렸습니다. 그 재료가 바로 음식입니다.

우리 몸속의 상태가 어떠한지는 혈액을 조사해보면

알 수 있습니다. 따라서 영양 테라피에서는 우선 혈액검사를 시행합니다. 물론 그전에 문진을 통해 평소 식습관이나 증상을 알아보고, 어떤 영양이 부족한지 예측하기도 합니다.

혈액검사라고 해도 일반적인 건강검진에서 확인하는 것과는 달리 검사항목 수도 상당히 많고 기본적인 검사에서는 알 수 없는 것도 확인할 수 있습니다.

혈액검사 결과를 보고 그 사람에게 부족한 영양소나 균형을 파악하여 식사지도를 합니다. 무엇을 어떻게 먹을지 무엇을 어떤 식으로 먹지 않을지를 의식하며 식사를 합니다. 더불어 영양 테라피에서 빠질 수 없는 것이 영양보충제입니다.

"식사지도만으로 영양부족이 해소되는 것 아닌가요?"

이렇게 생각할지도 모르겠습니다. 하지만, 옛날과 달리 지금은 야채나 과일에 포함된 영양소 자체가 많이 줄었습니다. 유감스럽게도 충분한 영양을 보충하기에는 부족합니다. 영양보충제는 환자마다 검사결과를 보고 그 사람에게 필요한 양을 정할 수 있어서 효과적으로 영양을 보충할 수 있습니다.

여기서는 영양 테라피로 임신을 할 수 있도록 하는 방법에 중점을 두고 있습니다만 안티에이징이나 다이어트 외에도 정신질환이나 암 치료 등에서도 영양 테라피는 효과를 보이고 있습니다.

영양 테라피의 기본은 세포부터 건강해지면 아름다워지고 건강해질 수 있다. 결국, 임신이 잘되는 몸으로도 만들 수 있다는 것입니다.

저도 9년간 아이가 생기지 않았기 때문에 불임증으로 상담하러 온 환자의 심정을 충분히 이해합니다. 불임치료는 자연임신을 보조하는 타이밍 지도에서부터 체외수정이나 현미 수정 등의 고도생식의료까지 그 방법은 다양합니다.

하지만, 불임치료를 계속하기에는 경제적인 부담이나 정신적인 부담도 크다 보니 자연스러운 임신을 원합니다.

영양 테라피는 불임치료에 비해 경제적으로 부담스럽지 않다는 장점이 있습니다. 더불어 영양은 본래의 몸의 구성성분이며 생체 내 물질이기 때문에 약물의 부작용도 없고 불임치료로 투여 받는 배란 유발제를 먹을 때 나타날 수 있는 부작용도 없습니다.

아직 불임치료를 시작하지 않는 분은 우선 영양 테라피를 실천해 보면 어떨까요? 불임치료를 받는 분도 불임치료와 영양 테라피를 병행하면 임신할 확률은 더욱 높아질 것입니다.

핵심은
칼로리가 아니라 당질

음식하면 칼로리에 주목하는 것이 종래의 영양학이었다면 영양 테라피에서는 당질에 주목합니다.

앞장에서 말씀드린 영양부족 타입의 하나로 저혈당 타입이 있었는데 여기서 다시 이 부분에 대해 자세히 설명하겠습니다.

"나는 단것을 많이 먹지 않는다."

"나는 표준체중이니까 문제없다."

이렇게 생각하는 분들이 많습니다. 하지만, 이런 분들도 당질을 무시할 수는 없습니다. 현대인 대다수가 당질을 과잉 섭취하는 경향이 있습니다.

당질은 흰쌀, 식빵, 면 종류 등 가장 편하게 먹는 음식 재료에 많이 포함되어 있습니다. 때문에 칼로리를 제한하는 것에는 비교적 저항이 없어도 당질 제한에 대한 구체적인 조언을 하면 실천하기가 쉽지 않다는 분들이 많습니다.

그렇다면, 왜 당질을 제한해야 할까요? 포도당은 인간이 살아가는 데 없어서는 안 되는 것으로 생체에 필요한 에너지이며 먼저 이용하게 되어 있습니다. 이 혈액 중의 당분(혈중 포도당)은 혈당치를 내리는 작용을 하는 인슐린이라는 호르몬에 의해 세포에 흡수되어 세포 내에서 에너지로 쓰입니다.

당이 남으면 글리코젠이나 중성지방으로 간 등에 저장되며, 당이 체내에서 부족한 경우에는 간 등에서 방출됩니다. 이것이 정상적으로 작용하면 아무 문제도 없지만, 당질이 높은 음식을 지속적으로 많이 먹으면, 이런 작용이 흐트러집니다.

예를 들어, 단 음식을 조금만 먹어도 인슐린이 과잉

당질의 역할

혈액 중의 당분은 인슐린에 의해 온몸의 세포에 흡수되어 에너지로 쓰입니다.

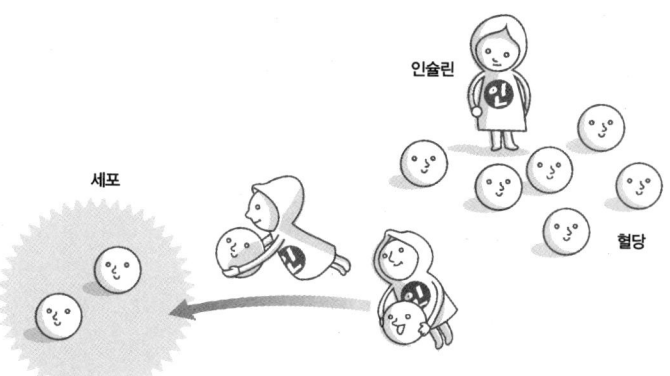

· 혈당이 남으면 ······

글리코젠이나 중성지방으로 간 등에 축적됩니다.

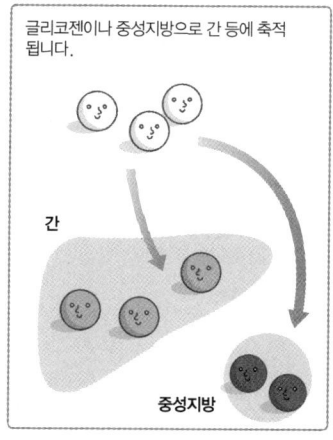

· 혈당이 부족하면 ······

간 등에서 당을 방출 합니다.

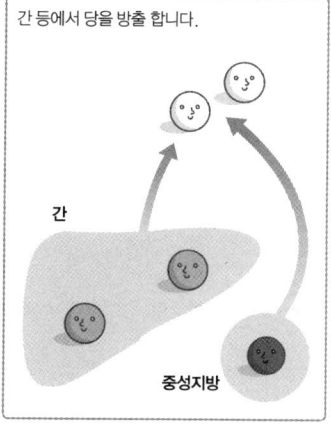

분비되어 이번에는 혈당치가 극도로 내려가 버리거나 혹은 식사를 해도 충분히 혈당치가 올라가지 않게 되어 올라갔다가 내려갔다가 하는 것을 반복하기도 합니다.

인슐린이 정상적으로 작동하지 않는다. 즉, 세포 속으로 포도당을 넣고 혈당치를 내리는 작용이 제대로 작동하지 않고 이번에는 인슐린의 과잉 분비로 혈당치가 내려가 버리는 것이 앞서 말한 저혈당증입니다.

다음 페이지의 그래프는 혈당치의 변화를 5시간에 걸쳐 조사한 당부하검사 결과를 정리한 것입니다. 위쪽 그래프가 정상적인 혈당곡선이며 아래 그래프는 반응성의 저혈당증 혈당곡선입니다. 저혈당증에는 이 외에 무반응성이나 변동형 등의 타입이 있습니다.

혈당치가 급격하게 변할 때는 정신적인 불안감이나 초조함을 동반합니다. 따라서 우울증이나 공황장애 등의 정신질환에는 저혈당증이 깊이 관여하고 있다고 봅니다. 또한, 당뇨병이나 메타볼릭 신드롬(Metabolic Syndrome) 등의 내과계 질환에도 저혈당증이 연관되어 있지 않을까 합니다.

혈당곡선으로 알아보는 혈당치의 변화

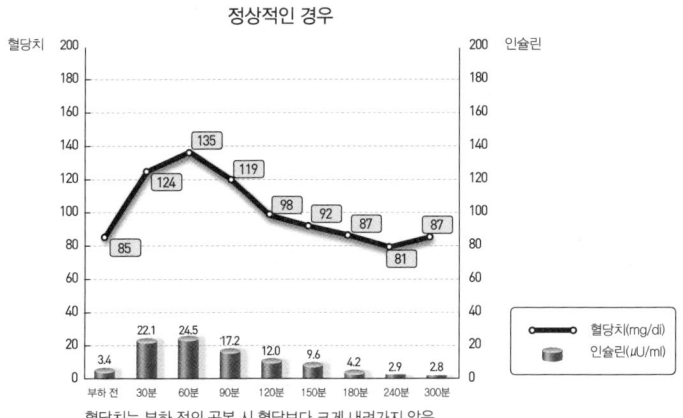

혈당치는 부하 전의 공복 시 혈당보다 크게 내려가지 않음.

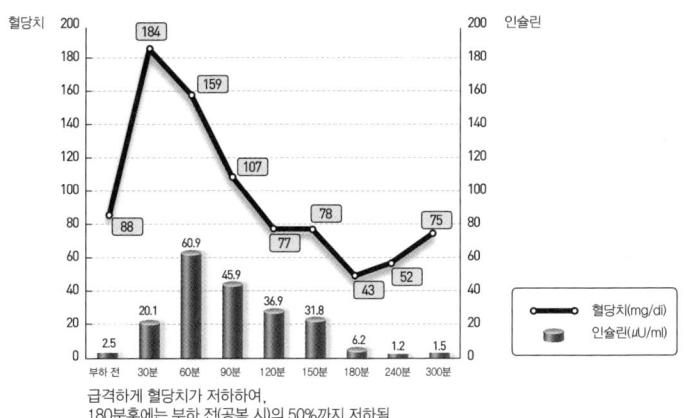

급격하게 혈당치가 저하하여,
180분후에는 부하 전(공복 시)의 50%까지 저하됨.

편의점에 가면 주먹밥, 샌드위치, 과자 등 당질이 높은 음식으로 가득 차 있습니다. 외식할 때도 빵이나 면류 등의 메뉴는 셀 수도 없이 다채롭습니다. 당질이 높은 음식이 가득한 현대인의 식습관을 보면 저혈당증인 사람이 느는 것은 필연적일지도 모르겠습니다.

이를 막으려면 음식재료를 고를 때에 당질이 낮은 음식을 고르는 것이 중요합니다. 특히 여성은 음식재료를 고를 때 칼로리에 치중합니다. 하지만 저칼로리 음식이라 해도 당질이 높은 음식을 먹으면 지방이 붙게 됩니다.

"네? 지방 때문에 살이 찌는 거잖아요!"

그 이유에 대해서는 다음 항목에서 설명합니다.

NUTRITIONAL THERAPY

함께 일하는 혈당과 인슐린

다이어트를 할 때 똑같은 양의 주먹밥과 스테이크가 있다면, 어느 쪽을 선택하시겠습니까?

"당연히 주먹밥이죠! 고기는 지방이 많으니 살찌잖아요."

하지만, 주먹밥이 훨씬 쉽게 살이 찝니다. 여기에는 혈당과 인슐린이 관계되어 있습니다. 여기서 혈당과 인슐린의 역할에 대해 복습해 보겠습니다.

당질이 높은 음식을 먹는다 → 혈당치(혈액 중의 포도당)가 급격히 올라간다 → 혈당치를 내리기 위해 인슐린이 분비된다.

이런 구조입니다. 인슐린은 췌장에서 분비되어 포도당이 세포 속으로 들어가도록 돕는데 이 기능에 의해 혈당치가 내려갑니다.

혈당치가 내려가고 식후 몇 시간이 지나 혈당치가 정상적으로 돌아오기만 하면 아무 문제도 없습니다. 하지만 당질이 높은 음식만 먹다 보면 인슐린이 지속적으로 과잉 분비됩니다. 그대로 있다가는 당연히 췌장도 지치게 됩니다. 그 결과, 인슐린 조절이 제대로 이루어지지 못합니다.

즉, 혈액 중의 당분이 과잉 존재하면 인슐린 효과가 저하되어 췌장에서 인슐린이 과잉 분비됩니다. 그래도 혈당치가 내려가지 않으니 인슐린은 더 많이 분비되는 악순환이 계속됩니다. 이처럼 인슐린이 역할을 제대로 다하지 못하는 상태를 인슐린 저항성이라 부릅니다.

이제는 완전히 자리 잡은 메타볼릭 신드롬에 걸린 분들에게도 이 인슐린 저항성을 찾아볼 수 있습니다. 인슐린에는 지방을 합성하는 작용이 있기 때문에 지방이 축적되어 지방간 등을 불러일으키기 때문입니다. 여기에

혈당과 인슐린의 관계

· 정상적인 경우

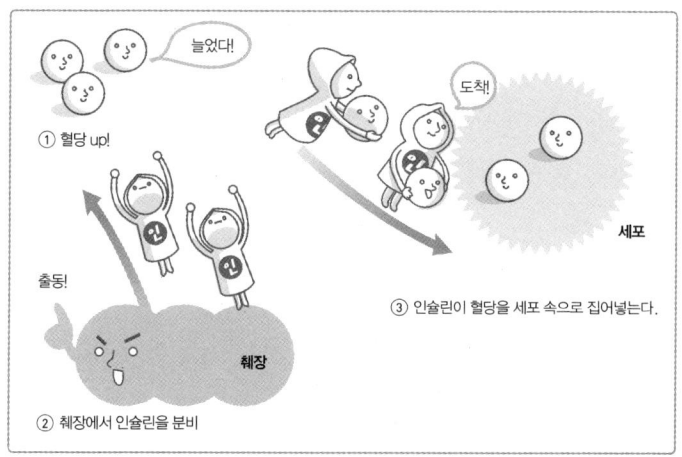

· 혈당이 과다한 경우

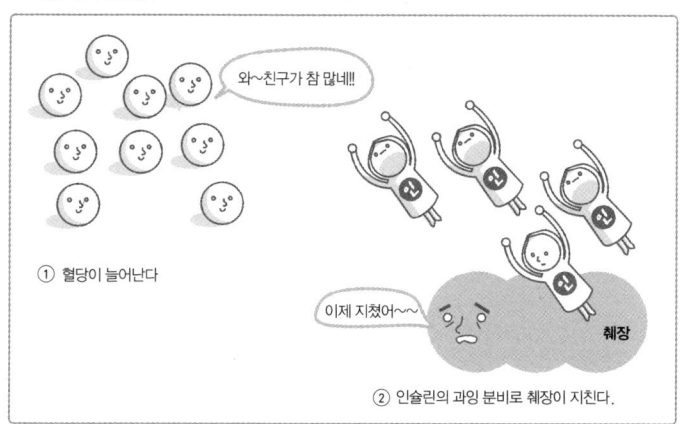

필요한 영양소마저 부족하면, 점점 더 살이 찝니다.

식사는 일상에서 에너지로 소비되는데, 분해와 흡수에 필요한 영양소가 부족하면 소비 효율이 나빠져 에너지로서 소비되지 못한 채 지방이 됩니다. 다이어트를 해서 얼핏 보기에는 빼빼 마른 사람이라 해도 저칼로리 당질 과다의 식사를 계속하면 몸속은 지방 투성이 일 가능성도 있습니다.

인슐린 저항성 즉, 혈당조절이상이 되어 버리면 호르몬 균형이 무너집니다. 인슐린이 계속해서 과잉 분비되면 배란 장해의 주 원인이 된다는 것은 앞서 말씀드린 대로입니다. 건강한 난자를 만들기 위해서라도 당질 제한은 중요한 키워드입니다.

정상적인 혈당치로 비만을 예방하면 몸에 나타나는 다양한 이상 증후나 질병이 개선되고 몸 전체의 기능이 회복됩니다. 건강한 임신체질이 되기 위해서라도 당질을 피하고 동시에 적절한 영양소를 섭취하는 것이 중요합니다.

N U T R I T I O N A L　T H E R A P Y

영양은 양보다 흡수율에 주목하자

종래의 영양학과 영양 테라피의 차이에 대해 서술했는데 여기서는 철을 예로 들어 조금 더 알기 쉽게 설명하겠습니다.

예를 들어 철 결핍인 경우 일반적인 영양지도라면

"시금치 반 단에 철 ○mg이 들어 있습니다. 하루에 ○mg을 섭취하도록 하세요."

이렇게 지도할 것입니다. 이것은 영양소의 양에 주목한 지도법입니다. 단순하고 알기 쉬워서 친숙한 방법입니다. 하지만, 영양 테라피에서는 조금 다릅니다. 영양소의 양이 아니라 흡수율에 주목합니다.

"필요한 영양소를 보충하려면, 많이 먹으면 끝!"

이것은 잘못된 상식으로 얼마나 효율적으로 영양소를 섭취하는가를 고려해야 합니다.

철을 많이 포함한 음식재료로 가장 먼저 떠오르는 것은 시금치, 서양 유채, 톳, 건자두 등이 있습니다. 이러한 식물성 식품의 철은 모두 비헴철(Non-heme iron)이라고 해서 단백질과 결합하지 않는 철입니다. 사실 이 비헴철은 흡수율이 상당히 떨어집니다. 또한, 비헴철은 비타민 C와 같이 흡수를 촉진하는 영양소가 필요합니다.

반대로 흡수를 저해하는 것은 식물 섬유나 탄닌(Tannin)입니다. 따라서 현미, 커피, 차 등을 함께 먹으면 그만큼 흡수율은 떨어집니다. 특히 철이 많이 포함되어 있다고 알려진 건자두에는 펙틴(Pectin)이라는 식물 섬유도 많이 함유되어 있기 때문에 철을 섭취하려고 건자두를 먹어봤자 식물 섬유가 흡수를 방해해 체외로 배출됩니다.

유감스럽게도 빈혈일 때 병원 등에서 처방되는 경구 철분제도 비헴철입니다. 철분제를 먹고 나서 변이 검은 경우가 있는데, 이것은 철이 흡수되지 않았다는 증거입니다. 또한 철분제를 먹으면 속이 더부룩해지는 등의 소화기 증상도 나타나니 가능하면 드시지 않는 것이 좋습니다.

이에 반해, 단백질과 결합하는 철을 헴철(heme iron)이라고 합니다. 적극적으로 섭취해야 하는 것은 바로 헴철입니다. 헴철은 동물성 식품에 포함된 철로서 간이나 정어리 등의 고기나 생선에 많이 들어 있습니다.

헴철은 바로 흡수됩니다. 흡수율은 비헴철의 5~10배에 달합니다. 또한, 철분제를 먹었을 때 나타날 수 있는 부작용도 없고 효율 또한 좋습니다.

이처럼, 영양 테라피에서는 단순히 "철을 섭취하세요, 철을 많이 포함한 식재료는 ○○입니다." 같은 식으로 끝나지 않습니다. 영양 테라피에서는 영양소가 어떤 식으로 몸에 흡수되는지 효율적으로 섭취하려면 어떻게 하면 좋을지를 생각해서 지도합니다. 즉, 그 식품의 함유량만으로는 판단하지 않습니다.

철을 많이 섭취하려고 열심히 시금치를 먹던 분도 흡

수율에 대해 말씀드리면 깜짝 놀라곤 합니다. 철만이 아닙니다. 지금껏 좋겠거니 생각하고 했던 것들이 실은 영양부족을 가져왔을 가능성도 있습니다. 부디 지금까지 믿었던 음식에 대한 상식에 휘둘리지 말고, 영양 테라피를 실천해 보세요.

임신부터 육아까지 건강하게

지금까지 영양 테라피는 임신체질로 만드는 효과가 있다고 이야기했는데, 임신뿐만 아니라 출산에서 육아까지 다양한 이점이 있습니다.

임신을 계획하고 불임 예방 차원에서 몸을 완전히 정돈하기 위해 시작하는 것이 가장 이상적이지만, 언제 시작해도 절대 늦지 않습니다.

아기를 원하지만, 별다른 치료는 하지 않는 분은 물론이며 이상이 없는데도 불구하고 좀처럼 임신이 되지 않거나 현재 불임치료를 받는 분이라 해도 거기에 더해 영양 테라피를 함으로 효과를 기대할 수 있습니다.

게다가 임신 준비 기간부터 출산 후까지 영양 테라피를 지속하면 건강을 유지할 수 있고 더불어 태어날 아기에게도 수많은 장점이 있습니다. 또한, 엄마의 미용이나 정신적인 면에서도 효과가 있기 때문에 산후에도 즐거운 마음으로 아이를 기를 수 있습니다.

몸의 구성성분과 똑같은 영양소를 섭취하기 때문에 안전성도 높고 부작용도 없습니다. 이제 그 장점에 대해 설명하겠습니다.

출산 전

아기를 원한다면 당장 영양 테라피를 시작해야 합니다. 영양 테라피로 적절한 영양소를 섭취하면 호르몬의 분비가 정상화되기 때문에, 생리통이 줄고 월경불순이나 무배란 월경이 개선됩니다.

불임치료와 다른 점을 들어 살펴보면 적극적으로 무언가에 작용해서 치료하는 것이 아니라 우선 몸을 정상으로 되돌리는 것부터 시작합니다.

불임으로 고민하다 영양 테라피를 하러 오시는 분들의 상태는 다양합니다. 대부분 1~2년간 불임치료를 받았지만 좋은 소식은 없고 난자의 질이 저하되거나 채취할 수 있는 난자의 수가 줄어드는 등 난자의 상태가 나쁜 경우나 착상이 잘 안 되거나 간신히 착상에 성공해도 유지가 되지 않는 자궁 상태가 나쁜 사례가 많이 접수됩니다. 이런 분들의 검사 자료를 보면 필요한 영양소가 부족하다는 것을 명확하게 알 수 있습니다.

또한, 나이가 들수록 난자나 자궁 상태가 나빠지는 경향이 있습니다. 이러한 경향은 30대 후반부터 시작해 40대에 이르면 더욱 현저해집니다. 난자와 자궁의 노화는 피할 수 없지만, 영양 테라피를 통해 최적의 영양소를 섭취하여 난자와 자궁의 상태를 최상으로 만들 수 있습니다.

예를 들어 영양 테라피에서는 자궁 내의 상태가 나쁘다는 것을 파악하면 자궁 점막의 재료가 되는 영양을 섭취하게 됩니다. 구체적으로는 비타민 A, 단백질, 비타민 B군, 비타민 C, 철 등입니다.

영양 테라피를 시작하고 몇 개월이 지나고 나서 재검사를 받지 않고 임신하는 분도 있고 난자의 질이 좋아졌다거나 난자 수가 늘었다는 분들도 있습니다.

저희를 찾는 분 중에는 불임치료를 계속 받아 봤지만 결과가 나오지 않아 겨우겨우 영양 테라피를 하려고 찾아온 30대 후반에서 40대 환자가 많이 있습니다. 불임의 원인은 사람마다 각기 다르고 치료 기간이나 치료 방법도 다를뿐더러 상황이나 환경도 다릅니다. 하지만, 아기를 원하는 그 간절한 바람이나 임신만 된다면 뭐든 하겠다는 마음은 모두 같습니다.

나이를 먹음과 동시에 임신할 확률이 내려가는 것은 유감스럽게도 부인할 수 없는 사실입니다. 따라서 임신을 원한다면 자신의 몸을 소홀히 하지 말고, 적절한 영양을 섭취해 임신체질을 만들어 나갔으면 합니다.

자궁 환경을 정돈하는 것은 매우 중요합니다.

"저는 월경불순도 아니고, 불임치료도 받지 않아요. 특별히 이상이 있는 곳도 없고요."

이렇게 자신 있게 말하는 분도 막상 검사를 해 보면

영양부족인 경우가 대부분입니다. 본격적인 불임치료는 하지 않아도 건강검진에서 별다른 이상이 없다 해도 여성 대부분은 영양이 충분치 못합니다. 그러니, 임신 전부터 부족한 영양소를 보충하면 임신 확률을 높일 수 있습니다.

출산

❶ 임신 중　　영양 테라피를 하면 임신생활도 쾌적해집니다. 입덧도 마찬가지입니다. 입덧이 심하면 2~3개월씩 컨디션도 좋지 못하고, 수분도 섭취하지 못한 채 입원하는 경우까지 있습니다. 하지만, 영양 테라피를 하는 임부는 입덧이 거의 없습니다. 입덧이 있다해도 가볍게 끝납니다. 이는 필요한 영양을 섭취했기 때문입니다.

또한, 임신 중기에서부터 시작해 후기로 들어갈 때 심해지는 붓기도 없습니다. 붓기가 있으면 저녁이 될수록 몸이 무거워지고 쉽게 지치는 등의 증상이 보입니다. 임신했으니 당연하다고 여기는 임부도 많은데 이는 단백질 등의 영양을 적절하게 보충하면 해결할 수 있습니다.

붓기가 사라지면 혈압도 안정을 되찾고 체중조절도 쉽습니다.

더불어 빈혈도 임신 후기를 향할수록 많이 나타납니다. 임신을 하면 체내의 혈액량이 증가합니다. 이와 동시에 몸도 혈액을 만드는 작업에 열중하지만, 힘에 부쳐 결국 혈액이 묽어져 빈혈로 이어집니다.

대부분의 철분제는 비헴철인 경우가 많습니다. 앞서 말씀드린 것처럼 비헴철은 흡수율이 낮으니 살펴보고 구매하는 것이 좋습니다. 임신 중에는 필요한 철의 양이 증가하게 되어 상대적으로 철이 부족해집니다. 영양 테라피를 실천하는 임부는 흡수율이 좋은 철분(헴철)을 섭취하기 때문에 빈혈에 걸릴 걱정도 없습니다.

또한, 임신 초기에는 호르몬의 영향으로 후기에는 커진 자궁에 장이 눌려 변비에 잘 걸립니다. 영양 테라피는 임부의 은밀한 고민인 변비도 해결해 줍니다.

임신 중에는 몸이 극적으로 변화하기 때문에 아무래도 기분이 불안정해집니다. 입덧을 할 때에는 초조하기도 했다가, 아기를 만날 수 있다는 기쁨과 불안한 마음이 교차하는 등 제멋대로입니다.

영양 테라피는 원래 정신질환 분야에서 확립된 것이라 정신적인 측면에서도 효과가 있습니다. 영양부족을 해소하면 안정을 되찾고 즐겁고 건강한 임신생활을 보낼 수 있습니다.

출산

❷ **출산 시**   드디어 아기와 만나는 날입니다. 이때도 임신 중부터 영양 테라피를 계속하다 보면 좋은 일이 가득합니다.

우선, 앞서 말씀드린 대로 빈혈이 없기 때문에 출산할 때 출혈이 적고 분만도 편안합니다. 따라서 산후 회복이 빠르고 빈혈이 없기 때문에 건강한 상태를 유지할 수 있습니다.

출산은 배 속의 아이에게도 상당한 노동입니다. 좁은 산도를 빠져나와야 하니 힘들 수밖에 없습니다. 하지만 영양 테라피로 건장하게 자란 아기라면 출산 시에도 충분히 버틸 힘이 있습니다. 엄마뿐만 아니라 아기도 편안한 출산을 할 수 있습니다.

또한, 태어나는 시기나 체중이 이상적이라는 것도 특징입니다. 너무 이르거나 늦지 않은 적절한 시기에 3kg 전후의 체중으로 태어납니다. 모체의 환경이 좋기 때문에 적절한 시기까지 배 속에서 잘 자라는 것입니다.

출산 후

❶ 육아   저도 두 아이의 엄마입니다만, 영양 테라피를 해서 정말 다행이라고 생각하는 것은 오히려 아이들을 낳고 나서일지도 모르겠습니다. 이런 생각이 자연스럽게 들 정도로 영양 테라피는 출산 후에도 이점이 가득합니다.

우선, 엄마 입장에서 생각해 보겠습니다. 앞장에서도 말씀드렸듯이 산후에도 빈혈 걱정도 없이 건강하고 모유도 잘 나옵니다. 출산을 하면 익숙하지 않은 육아에 고군분투하는 날들이 이어집니다. 그 속에서 모유가 순조롭게 나오기만 해도 육아는 훨씬 수월합니다.

여기에 더해, 산후에 생기기 쉬운 마터니티 블루

(Maternity Blue)도 없고, 있다 해도 금방 좋아집니다.

"출산 후에 행복해야 하는데, 왜 슬픔에 눈물이 멈추지 않는지……."

이런 증상은 심해지면 산후우울증이나 육아 노이로제로 연결될 수도 있는데, 이런 증상은 호르몬 균형이 무너져 생기는 것입니다.

임신과 출산을 거쳐 임신 전의 몸으로 돌아가려는 과정에서는 몸속 호르몬의 극적인 변화 때문에 균형이 무너지지 않는 것이 오히려 이상할 정도입니다. 하지만, 영양 테라피는 정신질환에도 효과가 있는 것처럼, 엄마도 정신적으로 안정된 상태를 유지할 수 있습니다.

저희는 임신 중에 영양 테라피를 지속한 모친에게서 태어난 아기들을 비타민 베이비라고 부릅니다. 비타민 베이비의 특징은 "밤에 울지 않는다." "잘 잔다." "병에 잘 걸리지 않는다." "모유를 잘 먹는다." "표정이 풍부하다." "알레르기가 거의 없고, 깨끗한 피부를 갖고 있다." "탐스러운 머리카락을 갖고 있다." 등이 있습니다.

영양이 충분한 아기는 정신적으로도 안정되어 있어

키우기도 수월합니다. 엄마도 우울함 없이 늘 상쾌한 기분이다 보니 첫 육아라 해도 여유가 생겨 아이에게 애정을 마음껏 쏟을 수 있습니다.

지금껏 영양 테라피로 아기를 출산한 수많은 엄마의 아기들을 만났는데, 모두 비타민 베이비였습니다. 출산 후, 엄마들이 "육아가 편해서인지 아기가 사랑스러워 견딜 수가 없어요." 하는 말을 들을 때마다 진심으로 기쁩니다.

❷ **아기의 건강과 지능**   비타민 베이비는 태어난 순간에만 장점이 있는 것이 아닙니다. 아이를 키우면서도 영양 테라피의 수많은 장점을 실감할 수 있습니다.

우선 건강입니다. 면역력이 충분해 열이 나거나 감기에 걸리는 일이 드뭅니다. 저도 아이가 어렸을 적에는 보육원에 맡기고 일을 했습니다. 하지만, 열이 났다는 연락을 받고 허둥지둥 일을 팽개치고 집으로 돌아간 적은 거의 없었습니다. 함께 일하는 동료 중에는 오랜 시간 제게 아이가 없는 줄로만 알았던 사람도 있었을 정도였습니다.

최근에는 알레르기가 없는 아기를 찾기 어려울 정도인데 비타민 베이비에게는 아토피성 피부염 등의 알레르기 증상을 가진 아이가 극히 드문 것도 특징입니다.

유아 습진, 땀띠, 기저귀 발진 등은 대부분 아이가 겪는 일로 비타민 베이비도 예외는 아닙니다. 인간 아기는 미완성으로 태어나기 때문에 태어난 뒤의 환경이나 생활 속에서 피부와 점막이 단련되고 면역을 획득해 나갑니다.

하지만, 아토피성 피부염이나 천식 등의 알레르기 증상은 태 내 환경도 크게 작용합니다. 배 속에서부터 면역체계를 확고하게 하고, 태어난 후에는 영양분이 많은 모유를 충분히 먹은 아기는 자연스레 알레르기에 잘 걸리지 않게 됩니다.

엄마가 처음 주는 모유를 초유라고 하는데 초유에는 피부나 점막을 만드는 역할을 하는 아연이 풍부하게 들어 있습니다. 아토피성 피부염이나 천식을 예방하기 위해서라도 초유는 반드시 먹이는 것이 좋습니다. 영양 테라피를 지속적으로 한 엄마의 영양 가득한 모유를 먹고 자란 아기의 장점은 셀 수도 없습니다.

또한, 아기가 조금 더 성장하고 나서도 장점이 있습니다. 바로 비타민 베이비에게는 우수한 아이가 많다는 것입니다. 비타민 베이비의 4살 때의 IQ 테스트 결과가 있습니다. 비타민 베이비로 태어난 4살 아동 91명과 그렇지 않은 4살 아동 96명의 IQ 평균치를 비교해보니 비타민 베이비는 101.7를 기록했고 그렇지 않은 4살 아동은 93.6으로 나타났습니다. 이처럼 영양은 지능과도 연관되어 있습니다.

영양을 섭취하는 것만으로 건강하고 우수한 아기를 낳을 수 있는 효과가 있다면, 시험해 볼 가치는 충분하지 않을까요?

여성의 미용과 건강

영양 테라피는 임신, 출산, 육아 이외에도 많은 장점을 갖고 있습니다. 식습관을 개선함으로 신체와 정신 등 모든 부분이 개선되는 것입니다. 앞서 말씀드렸듯이 영양 테라피는 원래 정신질환 개선에서 확립된 것입니다. 실제, 영양 테라피를 통해 우울증 등의 정신질환 치료를 하는 선생님도 계십니다.

우울증 치료를 받는 환자 대다수는 공통된 식습관을 보입니다. 영양 테라피는 어떤 증상의 원인이 영양소의 부족에 있다는 것에서 출발하기 때문에 식습관을 개선하고 충분한 영양소를 섭취함으로 우울증 증상도 좋아질 수 있다고 봅니다.

바로 이 때문에 영양 테라피에는 산후우울증, 육아 노이로제, 나아가 육아 학대 등을 예방하는 효과가 있다는 것을 꼭 기억해 주셨으면 합니다.

또한, 여성에게 즐거운 소식은 미용 효과를 기대할 수 있다는 것입니다. 1장에서 밝힌 바대로 저도 과도한 다이어트와 요요현상을 반복하고 여드름 때문에 고민도 많았는데 영양 테라피를 받으면서 적절한 영양소를 섭취하고 나서 건강하게 살을 뺐습니다. 늘 저를 괴롭혔던 여드름과도 헤어지고 피부도 맑아졌습니다. 덤으로 심각했던 어깨 결림도 사라졌습니다. 영양 테라피를 받는 분들의 공통점은 피부가 깨끗해지는 것입니다. 세포 속에서부터 건강해지니 당연한 결과입니다.

상담을 하다 보면 아직 젊은데도 불구하고 정말 건강한 것이 어떤 것인지 모르시는 분들이 참 많다는 것을 실감합니다. 컨디션이 좋아지면 그제야 "지금까지 건강하지 못했던 거군요."라고 말할 정도로 자각증상이 없는 분도 계십니다.

만성화되어 있으면 자각증상도 드러나지 않는데다 문진을 해 봐도 별다른 문제가 보이지 않는데 막상 검사를 해 보면 심각한 결과를 드러내는 분도 있습니다.

쉽게 지치거나 아침에 일어나는 것이 힘들고 손발이 차고 피부가 거칠고 감기에 잘 걸리는 등 다양한 증상들이 개선됩니다. 영양 테라피는 매일 반복되는 먹는 행위를 돌아보는 기회이기도 합니다. 여러분도 먹는 것을 소홀히 하지 말고 건강한 자신을 만들어 봅시다.

N U T R I T I O N A L T H E R A P Y

영양 테라피로
개선할 수 있는 경우와
개선할 수 없는 경우

임신 전부터 육아까지는 물론이거니와 신체와 정신에 이르기까지 영양 테라피가 어떤 효과를 가져 오는지 설명했습니다. 단, 여기서는 영양 테라피가 임신으로 이끄는 만능 선수가 아닌 것도 말씀드리고자 합니다.

영양 상태를 개선한다는 것은 불임증으로 치료를 받는 분과 그렇지 않은 분에게 임신을 위해 매우 중요한 것임은 분명합니다. 영양 테라피는 자궁, 난소, 호르몬 환경을 정돈하여 임신체질로 만든다는 의미로 유효합니다. 하지만, 임신으로 바로 연결되지 않는 경우가 있다는 것도 밝히고자 합니다.

예를 들어 중증의 난관장애나 자궁기형 등 기관의 형태에 문제가 있거나 중증의 자궁내막증이라면 영양 테라피의 효과를 기대하기 어렵습니다. 내막증인 경우 치료를 먼저 받아야 합니다. 고도의 치료를 필요하는 경우도 마찬가집니다.

단, 영양 테라피는 최상의 임신 준비 상태를 만드는 것입니다. 한편, 배란장애는 난자의 상태가 나쁘거나 난자를 채취하기 어려운 경우나 여성 호르몬의 균형이 무너져서 임신하기 어려운 경우에는 식습관을 개선하여 영양 상태를 개선하는 것이 임신에 상당한 효과를 가져온다고 봅니다. 이런 경우라면 불임치료를 받으면서 영양 테라피를 추가하면 임신 확률을 보다 높이는 효과를 기대할 수 있습니다.

물론, 검사를 해도 아무 이상도 없는데 임신이 되지 않거나 원인불명의 상태로 임신을 고대하는 분도 영양 테라피로 몸 상태만 좋아지면 임신 확률을 높일 수 있습니다.

"슬슬 임신을 해야 하는데, 불임 치료를 위해 병원에 가기 전에 뭔가 할 수 있는 게 없을까?"

이런 생각이 있다면 식습관 개선부터 시작하는 영양 테라피를 권장합니다.

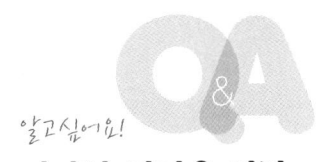

알고싶어요!
건강한 임신을 위한
영양 테라피의 이모저모

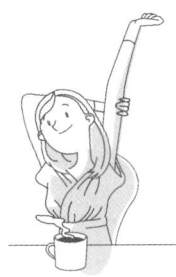

그동안 상담을 해오며 받아온 질문 중 지면을 통해 독자들에게 알려드리고 싶은 내용만 따로 정리해 보았습니다.

Q1

"이소플라본이 임신에도 효과가 있나요?"

A 이소플라본(Isoflavone)이라는 영양소는 시판되는 영양보충제에서 흔히 볼 수 있어 많은 분이 알고 계시리라 생각됩니다. 이소플라본은 여성 호르몬인 에스트로젠(Estrogen)과 유사하며 두부, 낫토, 된장 등의 대두 식품에 많이 포함되어 있습니다. 이소플라본을 섭취하면 마치 여성성이 늘어 임신체질이 될 것처럼 오해를 사고는 합니다.

저의 환자 중에서도 이소플라본을 많이 섭취하는 분이 계셨습니다. 불규칙한 생리가 있었는데 생리를 하지 않거나 생리 이외의 날에 출혈이 있거나 하는 등 상당히 불안정한 모습을 보였습니다. 그래서 이소플라본의 섭취를 중단하자 생리가 정상적으로 돌아왔습니다.

에스트로젠의 상태가 좋지 않은 경우에 이소플라본을 섭취하면 호르몬이 많이 분비될 것 같지만 오해입니다. 에스트로젠이 어느 정도 있다면 그것을 뒷바라지만 해주면 됩니다. 이소플라본을 섭취하여 호르몬 양이 늘어나기를 기대하는 것은 잘못된 상식입니다.

분명히 갱년기 여성은 에스트로젠의 분비량이 줄기 때문에 이소플라본을 섭취하면 효과가 있습니다. 오히려 적극적으로 섭취해 감소하는 여성 호르몬을 보충할 필요가 있으니 추천합니다.

한편, 임신을 생각하는 연령대의 여성에게는 양은 문제가 아닙니다. 중요한 것은 리듬입니다. 정상적인 생리를 하고 성호르몬이 제대로 역할을 해 자궁 내막이 증식하고 임신 준비를 하고 난소 속에서 난포가 자라 배란을 하는 등의 역할이 중요한 것입니다.

이 호르몬 리듬만 안정되어 있으면, 임신을 향한 첫 번째 관문은 통과한 것입니다. 리듬을 바로 잡고 자궁과 난소라는 톱니바퀴가 잘 맞물려 원활히 돌아가기만 하면 되는 것입니다.

임신을 원한다면 몸을 단련하고 리듬을 바로 잡는 것이 중요합니다. 그러려면 올바른 식사로 적절한 영양소를 섭취하는 것이 우선입니다. 잘못된 정보로 리듬을 무너트리는 일이 없도록 주의해야 합니다.

Q2

"알레르기의 원인이 되는 것은 임신 중에 피해야 하나요?"

A "첫째에게 알레르기 증상이 있어서 둘째를 갖는 것이 불안해요……."

"아이에게 괜한 알레르기라도 생기면 안 되니까, 임신 중에는 계란을 안 먹는 것이 좋지 않을까요?"

이런 질문을 종종 받곤 합니다만 걱정할 필요 없습니다. 오히려 잘못된 정보로 계란처럼 영양가 높은 음식을 임신 중에 먹지 않아 영양부족으로 이어지는 것이 문제입니다.

엄마가 알레르기 체질이라 해도 배 속의 아이에게는 유전되지 않습니다. 게다가 임신 중에 엄마가 먹는 것이 아기의 알레르겐(Allergen)이 되는 것은 아닙니다.

알레르겐을 걱정할 시기는 아기가 밥을 먹기 시작할 때부터입니다. 이유식을 시작하는 생후 6개월 정도의 아기는 아직 장의 점막이 약하다 보니 단백질이 들어가 버리면 알레르겐으로 발전할 수 있습니다. 그러므로 주의해야 할 것은 어떤 시기에 무엇을 어느 정도 먹이느냐 하는 것이지, 임신 중에 엄마가 먹는 것은 문제가 되지 않습니다.

중요한 것은 임신 전이나 임신 후에도 특정한 음식에 구애받지 않고, 다양한 음식을 섭취하는 균형 잡힌 식생활을 하는 것입니다.

단품 식이 가장 좋지 않습니다. 매일 같은 것만 계속

먹다 보면 몸이 거부해 결국 흡수 자체가 어려워지는 경우가 있습니다. 계란도 먹고 고기도 먹고 생선도 먹고 다양한 종류의 단백질을 섭취하는 것이 엄마 자신의 알레르기 예방에도 도움이 됩니다.

단백질을 구성하는 아미노산에도 다양한 종류가 있으며, 생선 하나를 먹어도 그 생선의 종류별로 영양소가 다릅니다. 고기를 먹어도 닭고기 돼지고기 쇠고기 양고기까지 두루두루 먹는 것이 좋습니다.

Q3

"불임치료를 받고 있는데 영양 테라피를 병행해도 괜찮을까요?"

A 물론 괜찮습니다. 오히려, 병행한다면 더 좋습니다.

영양이나 식사를 개선하는 것은 신체와 정신 등 모든 면의 개선으로 이어집니다. 현재, 불임치료를 받는 분이나 그렇지 않은 분 모두에게 효과가 있다는 것이 영양 테라피의 최고의 장점이 아닐까 합니다.

물론, 2장에서 말씀드린 대로 임신을 목적으로 한 경우 불임의 원인에 따라 영양 테라피로 개선되지 않는 경우도 있습니다. 단, 이런 경우에도 임신의 성공 여부는 별개로 적어도 건강은 확실히 개선될 것입니다.

아기를 가지려 해도 체력적으로 자신이 없거나 난자의 상태가 나쁘거나 월경불순으로 호르몬 균형이 무너진 분 등에게는 특히 영양 테라피를 추천합니다.

차는 기름이 없으면 달릴 수가 없습니다. 영양 테라피의 역할은 바로 기름입니다. 당신의 몸을 영양으로 채워 아기가 찾아올 가능성을 높이도록 합시다.

Q4

"유산한 적이 있는데 다시 임신할 수 있을까요?"

A   유산은 임신한 여성의 15%가 경험합니다. 그러니 다음 임신이 어렵다거나 또 유산을 하면 어쩌나 하는

걱정을 할 필요는 없습니다.

유산의 원인은 다양합니다. 대부분 다음 임신에 문제가 없지만 유산을 반복하는 분도 있습니다. 이런 경우에는 대처가 필요하며 그 원인이 사라지지 않은 한 일정 비율로 유산할 확률이 있습니다. 단, 한 번 유산했다고 해서 그다음 유산 확률이 높은 것은 아닙니다. 원인만 확실하게 제거하면 임신 가능성은 충분합니다.

적절한 치료를 받은 뒤에는 임신을 할 수 있는 몸을 만드는 것이 중요합니다. 임신 가능성을 높이고 몸을 건강하게 만드는 영양 테라피를 추천합니다.

: CHAPTER :

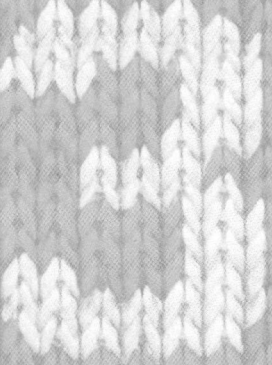

[제3장]
기억하자!
엄마가 되기 위한
영양소

03

기 억 하 자 ! 엄 마 가 되 기 위 한 영 양 소

영양 관리

N U T R I T I O N A L T H E R A P Y

이런 영양소가
임신체질을 만든다

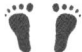

지금까지 임신과 영양의 상관관계에 대해 설명했습니다. 그렇다면, 임신체질이 되려면 어떤 영양소가 필요할까요? 3대 영양소라 불리는 단백질, 당질(탄수화물), 지질이 있습니다. 이에 비타민과 미네랄을 더한 것이 5대 영양소입니다.

어떤 영양소든 몸에 필요하지 않은 것은 없는데, 그중에서도 특히 임신에 중요한 것은 단백질, 비타민 A, 비타민 B, 비타민 E, 철, 아연, 칼슘입니다. 이들 영양소는 임신 중의 빈혈이나 입덧을 경감시키고 모유를 잘 나오게 하는 효과도 있습니다. 나아가 엄마가 영양을 충분히 섭취하면 아기에게도 충분한 영양이 전달되며 따라서 건강한 아기가 태어납니다.

이처럼, 임신을 위한 영양 테라피는 흠이라고는 찾아볼 수가 없습니다. 그렇다면 지금부터 임신체질을 만드는 영양소에 대해 자세히 설명하도록 하겠습니다.

1. 아기와 엄마의 몸을 만드는 단백질

| 단백질을 함유한 식품 |
가다랑어 · 장어 · 참치회 · 날치 · 육포 · 계란
돼지 뒷다리 · 고등어 · 소 등심 · 치즈

임신체질을 만들기 위한 영양소 중 가장 중요한 영양소는 **단백질**입니다. 앞서 서술한 대로, 단백질은 피부, 머리카락, 손톱을 시작으로 뼈, 혈관, 내장에 이르기까지 우리 몸을 만드는 재료입니다. 또한, 효소나 호르몬 등도 단백질로 만들어집니다.

단백질은 영어로 프로틴(Protein)이라고 하는데 어원은 그리스 어 프로테오스입니다. 프로테오스는 가장 중요한 것이라는 의미로 단백질이 얼마나 우리에게 중요한지 알 수 있습니다.

새로운 생명을 낳기 위해서도 단백질은 반드시 필요합니다. 임신이란 엄마의 배 속에서 세포가 분열되고 3kg 전후까지 성장해서 태어나기까지의 기간입니다. 이 기간에는 평소보다 많은 단백질을 섭취해야 합니다.

하루 섭취할 기준량은 체중 1kg당 임신 전이라면 1~1.5g이며 임신 중이라면 1.5~2g입니다. 체중 50kg인 사람이라면 임신 전에는 50~75g이 임신 중에는 75~100g이 필요합니다. 덧붙여 수유 중에는 모유에 단백질이 11g정도 들어가기 때문에, 그만큼 임신 전의 양보다 더 섭취해야 합니다. 날계란 한 개에 포함된 단백질은 6.5g인데 상당히 많은 단백질량에 놀라는 분도 있을지 모르겠습니다. 임신체질을 만들려면 체중에 해당하는 만큼의 단백질을 섭취할 것을 권합니다.

임신 중에는 붓기 때문에 고민하는 분들이 많은데 사

실 이 붓기도 단백질 결핍의 신호입니다. 단백질의 종류 중 하나로 알부민(Albumin)이 있는데, 알부민은 혈관 내에 수분을 유지하는 스펀지처럼 물을 머금는 역할을 담당합니다. 알부민이 줄어들면 수분을 흡수하지 못합니다. 따라서 혈관 밖으로 수분이 빠져나가 수분이 늘어나게 됩니다. 이것이 붓기가 됩니다.

동시에 알부민은 몸속에서 배달부 역할도 합니다. 비타민이나 미네랄과 같은 영양소를 배달부처럼 몸의 여기저기로 보내는 것입니다.

알부민이 부족하면 즉, 단백질 결핍이 일어나면 아무리 비타민이나 미네랄 같은 영양소가 있어도 그것을 필요한 곳으로 보낼 수가 없습니다. 이처럼 단백질은 다른 영양소를 일하게 하는 꼭 필요한 영양소입니다.

그럼에도 고기나 계란을 많이 먹는 것은 좋지 않다고 생각해 섭취하지 않으려 하거나 두부나 콩 같은 식물성 단백질만 먹는 등의 한쪽으로 치우친 식생활을 하려는 사람을 자주 볼 수 있습니다.

나중에 자세히 설명 드리겠지만 붉은 살코기에는 임

신체질을 만드는 철 등의 영양소도 풍부하게 포함되어 있습니다. 고기나 생선 등의 동물성 단백질은 식물성 단백질보다 효과적으로 이용될 확률이 높다는 이점도 있습니다. 또한, 낫토+날계란, 두부+가다랑어포 등 식물성 단백질을 동물성 단백질과 함께 먹음으로 효율적으로 몸에서 이용할 수 있습니다.

반복하는데 아기의 성장에 가장 중요한 것은 단백질입니다. 저단백질 식사만 계속 하다 보면 엄마와 아기 모두 영양이 부족한 상태가 됩니다.

또한, 단백질과 관계가 깊은 것으로 콜레스테롤이 있습니다. 콜레스테롤은 단백질과 결합해 체내를 이동하기 때문입니다. 건강검진에서도 중성지방이나 콜레스테롤 수치를 알 수 있는데, 기준치를 넘어서면 주의를 받습니다.

중성지방은 메타볼릭 신드롬의 진단기준이 되기도 하며 콜레스테롤 수치가 높으면 심근경색이나 동맥경화를 불러일으키기 때문입니다. 따라서, 마트에는 저콜레스테롤을 외치는 상품이 가득하고, 다이어트나 건강

콜레스테롤은 성 호르몬의 원료

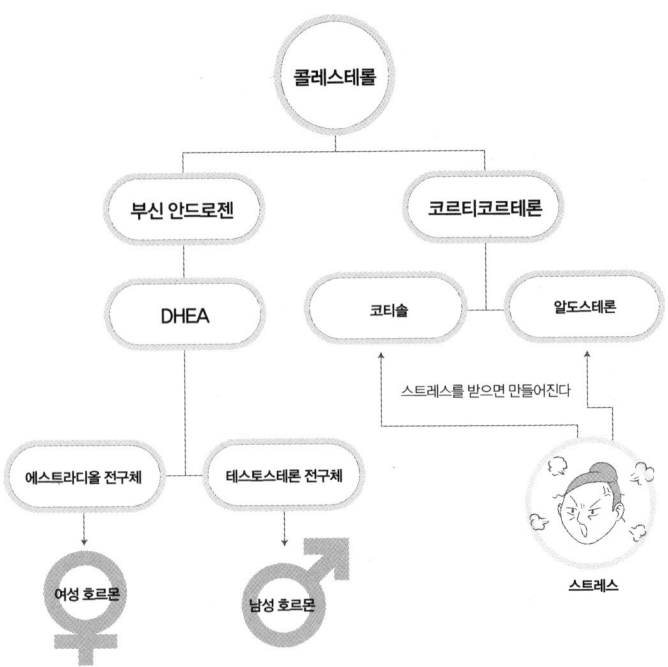

성 호르몬의 원료인 콜레스테롤이 부족하면 성 호르몬도 감소합니다.
또한, 스트레스를 받으면 스트레스 호르몬이 만들어지는데, 이때도 콜레스테롤이 소모됩니다.

을 위해 되도록 계란이나 생선을 먹지 않으려는 분도 있습니다.

실제로 이 같은 식생활이 임신을 어렵게 한다면 놀랄 수 있습니다. 그 이유는 콜레스테롤은 여성 호르몬의 재료이기도 합니다.

다음 페이지의 그림을 보시면 아시겠지만 여성 호르몬과 남성 호르몬 모두 콜레스테롤이 변화되어 만들어지는 것입니다. 따라서 콜레스테롤이 부족하면 그만큼 성 호르몬도 줄어듭니다. 또한, 스트레스를 받으면 항스트레스 호르몬(부신피질호르몬)이 만들어지는데, 이때도 콜레스테롤이 소모됩니다.

덧붙여, 착한(HDL) 콜레스테롤가 나쁜(LDL) 콜레스테롤이라는 말이 있는데 성 호르몬의 재료가 되는 것은 나쁜(LDL) 콜레스테롤입니다. 원래는 착하지도 나쁘지도 않으며 둘 다 몸에서는 꼭 필요한 것입니다.

여러분 중에는 콜레스테롤을 과잉 섭취하는 것을 걱정하는 분도 있을지 모르겠습니다. 하지만 걱정할 필요가 없습니다. 식사로 섭취할 수 있는 콜레스테롤은 20%

정도이며 체내의 콜레스테롤의 80%는 간에서 만들어집니다.

또한, 간에서 만들어지는 콜레스테롤의 양은 체내 콜레스테롤 양에 따라 조정됩니다. 따라서 식사로 섭취하는 콜레스테롤의 양을 무리하게 줄일 필요는 없습니다.

아기가 좀처럼 찾아오지 않는다고 고민하는 분들 대다수는 저콜레스테롤 경향을 보입니다. 그리고 저콜레스테롤이 개선되면 임신에 성공하는 경우가 많습니다. 우선 콜레스테롤은 해로운 것이라는 생각부터 바꿔야 합니다.

② 자궁 환경을 갖추고 아기에게 영양소를 전달하는 철

철을 함유한 식품
모시조개 · 돼지 간 · 닭 간 · 훈연 간 · 소 간 · 대접살 · 가다랑어 · 마른 멸치

단백질에 이어 중요한 것이 **철**입니다. 철은 점막을 만

드는 재료입니다. 아기에게 편안한 침대를 준비해 주고자 할 때 점막은 쿠션 역할을 담당합니다. 따라서 철 결핍으로 점막이 제대로 만들어지지 않으면 딱딱하고 불편한 침대가 됩니다. 언제 아기가 찾아와도 문제없도록 철을 충분히 섭취해야 합니다.

그렇다면, 어느 정도의 철이 필요할까요? 월경으로 매달 일정량의 철을 소모하는 여성은 남성보다 더 많은 철이 필요합니다. 임신 전이라면 필요한 양은 하루 2mg 정도입니다. 임신 중의 여성이라면 최소한 하루 4mg은 필요합니다.

철의 역할로 가장 잘 알려진 것이 적혈구를 만들거나 체내에 산소를 운반하는 것인데 임신 중 모체는 자신의 몸 외에 아기에게도 산소를 운반해 주어야 하기 때문에 적혈구의 양이 늘어납니다. 때문에 임신 전에 비해 배로 많은 철이 필요하게 됩니다.

철은 여성의 미용과도 깊은 관계가 있습니다. 예를 들면 콜라겐 같은 것입니다. 미용에 좋은 영양소로 유명한 콜라겐(Collagen)은 사실 먹어 봤자 그대로 흡수되지 않습니다. 유감스럽게도 콜라겐은 몸속에 들어갈 때 분해되어 버립니다. 그것을 체내에서 재합성할 때 철이 필요합니다. 출산경험이 있는 분이라면 특히 고민하는 것이 주름인데 주름은 철 결핍으로 인해 콜라겐이 충분히 만들어지지 않기 때문입니다. 검버섯 역시 철 결핍으로 늘어납니다.

피부 합성에도 철이 빠질 수 없습니다. 여드름이 잘 나거나 습진이 잘 낫지 않는 것은 철 결핍의 신호라 봐도 좋습니다. 또한, 뼈를 합성할 때에도 철이 연관되어 있어 칼슘만이 아니라 철이 없으면 뼈를 만들 수가 없습니다. 이처럼 중요한 철인데 유감스럽게도 임신 가능한 연령대의 여성 대부분은 잠재적인 철 결핍 상태에 놓여 있습니다.

철은 체내의 다양한 곳에 분포되어 있는데 그 중의 70%가 적혈구에 있습니다. 그 외에는 혈청철, 조직철, 페리틴에 포함되어 있습니다.

페리틴(Ferrtin)이라는 것은 저장철 말하자면 저축되어 있는 철입니다. 잠재적인 철 결핍이란 이 저장철이 부족한 상태를 말합니다.

　이것은 수입과 지출의 관계를 예로 들어 생각해 보면 이해하기 쉽습니다. 수입에서 매월 주거비나 전기료 식비 등이 나갑니다. 그리고 남은 여유 자금으로 저축합니다. 하지만 수입이 줄면 어떨까요? 주거비나 전기료 등의 생활비는 매월 어느 정도 일정하게 나가는 금액이 정해져 있습니다. 때문에 어려울 때는 저축할 금액을 줄이거나 경우에 따라서는 저축한 돈을 꺼내어 씁니다.

　철도 마찬가지입니다. 즉, 저금통에 꾸준히 모은 철을 줄여 가는 것입니다. 저장철이 줄어든다는 것 역시 철 결핍 증상이기 때문에 몸에도 다양한 증상이 나타납니다. 예를 들면, 두통, 현기증, 수족 냉증 같은 부정수소의 대부분이 이 잠재적인 철 결핍이 원인으로 나타난다고 여겨집니다.

　앞서 말씀드렸듯이 임신 중에는 평소보다 많은 양의 철이 필요합니다. 따라서, 임신 전부터 철 결핍을 개선해 두는 것이 중요합니다. 철 결핍인 상태로 아이를 갖게 되면 산모만이 아니라 아기도 영양부족에 걸립니다.

철은 저금한 것부터 줄여나간다

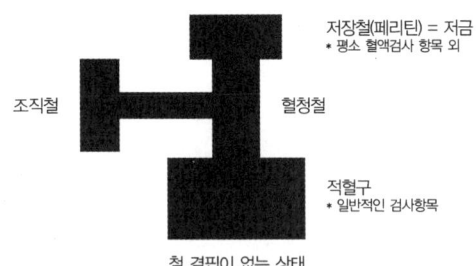

철의 상태	일반적인 검사항목 (헤모글로빈 등)	페리틴 진단
⊢	빈혈 없음	잠재적 철 결핍
⊢	빈혈 없음	
⊢	경도빈혈	빈혈
⊢	빈혈	

일반적인 검사 방법으로 파악하는 적혈구 내의 철은 좀처럼 줄지 않기 때문에, 철 결핍에 의한 빈혈이 잘 나타나지 않는다.

철은 엄마보다 배 속의 아기에게 먼저 공급됩니다. 때문에 빈혈에 걸리거나 심장비대를 일으키는 등 임부의 몸에 충격을 주기 쉽습니다. 물론, 아이에게도 철 결핍은 심각한 문제를 일으킵니다. 철이 부족해 영양이 태아에게 도달하지 않으면 저체중이나 미숙아로 태어날 가능성이 있습니다.

보통 적혈구 중의 헤모글로빈 수치로 빈혈을 진단하는데 적혈구 내의 철은 철 결핍이 상당 부분 진행되지 않는 한 줄지 않습니다. 때문에, 영양 테라피에서는 저장철인 페리틴에 주목합니다. 더욱 빨리 철 결핍을 파악할 수 있기 때문입니다.

앞서 말씀드린 여러 가지 부정수소 외에도 머리카락이 잘 빠지거나 멍이 잘 들거나 아침에 일어나기 힘들다면 철 결핍일 가능성이 있습니다.

페리틴을 측정하면 더 빨리 철 결핍 증상을 파악할 수 있습니다. 일반적인 건강진단으로는 페리틴 수치를 파악할 수 없으니 신경이 쓰인다면 병원에서 검사를 받아보시기를 권합니다.

3 아기의 성장에 꼭 필요한 **아연**

| 아연을 함유한 식품 |

굴 · 붉은 살코기(한우) · 양 어깻살 · 돼지 간
· 말린 오징어 · 장어 · 꼴뚜기

분유보다 모유가 좋다는 것은 누구나 아는 사실인데 이유는 모유에 포함된 영양분에 있습니다. 특히 출산 직후에 나오는 초유는 아기에게 필요한 영양이 가득합니다.

그중에서도 주목할 것이 바로 **아연**입니다. 초유에는 출산 후 3개월을 넘긴 모유보다 8배나 많은 양의 아연이 포함되어 있습니다. 그만큼, 아연은 아기의 성장에 중요합니다.

아연의 흡수는 배 속에 있을 때부터 시작됩니다. 아기는 28주째 이후 급속히 아연을 흡수하기 시작합니다. 이때 엄마의 몸에 아연이 부족하면 아기도 아연 결핍에 걸릴 수밖에 없습니다.

임신 중에도 아연은 빠질 수 없습니다. 배 속의 아기는 세포 분열을 반복하여 점점 성장합니다. 아연은 이 세포 분열을 촉진하는 역할을 합니다. 따라서 엄마에게 아연이 부족하면 아기의 세포 분열이 제대로 이루어지지 못하고 저체중과 저신장 그리고 피부가 약해지는 등의 영향을 줍니다.

또한, 아연은 철과 마찬가지로 점막을 만드는 재료가 됩니다. 즉, 자궁의 침대를 만들기 위해서도 아연은 반드시 필요하다는 뜻입니다. 아기가 포근하고 안락한 환경 속에서 건강하게 자라기를 바란다면 평소에 아연을 적극적으로 섭취해야 합니다.

아연에는 피부를 보호하는 역할도 있어서 아기의 아토피성 피부염 방지에도 효과가 있습니다. 초유에 아연이 많이 포함되어 있다고 말씀드렸는데, 제가 아는 바로는 모유 수유를 하는 아기는 아토피에 잘 걸리지 않는 경향이 있습니다.

세 명의 자녀를 둔 엄마에게 들은 것인데 첫째와 셋째를 낳았을 때는 모유가 잘 나오지 않아 분유로 키웠다고 합니다. 한편, 둘째 아이는 모유 수유를 했습니다.

첫째와 셋째 아이는 아토피가 있었지만 둘째 아이는 건강한 피부로 트러블도 거의 나지 않았다고 합니다. 물론 분유에도 아연은 들어 있지만 모유에 비할 바가 아닙니다. 모유 특히 초유는 반드시 먹여야 합니다.

아연 결핍의 신호로는 피부가 거칠어지거나 벌레에 물린 자국이 좀처럼 없어지지 않거나 상처가 늦게 낫거나 하는 것 등입니다. 또한, 중증의 아연 결핍에 이르면 진한 맛의 음식을 즐기거나 음식의 맛을 잘 모르는 등 미각 장애가 나타나기도 합니다. 자신이 한 요리가 너무 강하다는 지적을 받고서야 아연 결핍을 눈치챈 분도 있다고 합니다.

왜 아연 결핍으로 인한 미각 장애가 나타날까요? 이는 세포분열을 하는 아연의 역할과 연관이 있습니다. 입 안에서 맛을 느끼는 미각 세포는 짧은 주기로 교체되는데, 새로운 세포를 만들려 할 때에 아연이 부족하면 세포가 제대로 만들어질 수 없습니다. 따라서 맛을 제대로 느낄 수 없는 것입니다.

이런 증상들도 아연을 섭취하면 개선될 수 있습니다.

단, 배 속 아기는 다릅니다. 임신 초기의 아연은 아기의 성장과 관계되기 때문에 언제 임신을 해도 문제없도록 철저하게 아연을 섭취해야 합니다.

4 임신 초기부터 수유기까지 비타민 B군

| 비타민 B군을 함유한 식품 |
엽산 : 유채 · 닭 간
B12 : 닭 간 · 굴
B6 : 가다랑어 · 연어

비타민 B1, B2, B6, B12, 니아신, 판토텐산, 엽산, 바이오틴을 통틀어 **비타민 B군**이라고 합니다. 각각의 비타민이 협력하여 일하기 때문에 같이 취급되는 경우가 많습니다. 그중에서도 임신에 관여하는 영양소로 중요한 것은 엽산과 B12, 바이오틴, B6입니다.

후생노동성에서는 2000년에 전국의 의사에게 임신할 수 있는 모든 여성에게 엽산을 적극적으로 섭취하도록 권고했습니다. 임신하고 나서가 아니라 임신 가능한 전 여성에게 권고했다는 것이 포인트입니다.

 엽산은 아기의 뇌 발육을 돕거나 신경을 만드는 역할을 합니다. 때문에 뇌가 만들어질 때 엽산은 반드시 필요합니다. 그렇다면, 아기의 뇌가 언제 만들어지느냐 하는 것이 중요한데 임신 6주까지 뇌의 신경 대부분이 만들어집니다.

 6주라면 임신 한 달 반 정도의 즈음입니다. 임신했다는 것을 모르는 분들도 있습니다. 하지만, 이 시기에 엽산이 결핍되면 아기의 뇌 발육에 영양을 미칩니다.

 그뿐만이 아닙니다. 엽산 결핍은 신경관폐쇄장애의 발증 위험도 높습니다. 신경관폐쇄장해란 뇌나 척수가 제대로 만들어지지 못해 관의 형태로 만들어지지 않아 생깁니다. 이분척추나 무뇌증 등도 이에 해당합니다. 일본에서는 신경관폐쇄장해는 1만 명에 6명꼴로 발생한다는 보고가 있습니다. 이처럼, 임신 초기에는 엽산이 매우 중요합니다. 아기를 위해서도 임신 전부터 적극적으로 섭취해야겠습니다.

 덧붙여, 후생성에서는 임신을 바라는 여성에게 하루

0.4mg의 엽산을 섭취할 것을 권유합니다. 또한, 비타민 B12는 엽산을 활동하게 하는 데 빠질 수 없는 영양소이니 엽산과 비타민 B12는 함께 드시는 것이 좋습니다.

동시에, 바이오틴도 임신 초기에 꼭 섭취해야 하는 영양소입니다. 바이오틴은 장 내 세균에 의해 만들어지기 때문에 결핍되지 않는다고 알려졌지만, 반드시 그렇지는 않습니다. 동물 실험의 결과인데 임신 중에 바이오틴이 부족하면 기형이 생긴다는 보고가 있습니다. 바이오틴 과용에 따른 부작용은 없으니 섭취해도 문제는 없습니다.

또 하나 추천하고자 하는 영양소는 비타민 B6입니다. 임신 중에 입덧으로 고생하는 분들이 많은데 비타민 B6은 입덧 예방에 효과적입니다.

입덧으로 고민하는 분은 비타민 B6 결핍인 경우가 많고 B6을 섭취하면 입덧이 개선되는 경우가 있습니다. 보통 입덧을 하는 시기에 아기가 부쩍 성장하기 때문에 엄마가 제대로 먹지를 못하면 아기도 영양부족에 걸립니다. 예방을 위해서라도 비타민 B6을 섭취해야 합니다.

비타민 B6은 뇌의 신경전달물질의 원료로서도 중요하며 부족하면 침착성을 잃고 초조해집니다. 수유 중의 엄마가 비타민 B6 결핍에 걸리면 모유에 포함되어 있는 B6도 감소하기 때문에 아기가 초조해하거나 밤에 심하게 울기도 합니다. 더불어, 수유 중의 엄마에게 비타민 B6 결핍이 없으면 아기는 밤에도 잘 자고 따라서 육아가 매우 편하다는 이야기를 자주 듣습니다.

이처럼, 비타민 B6은 엄마와 아기의 정신면에서도 도움을 줍니다. 덧붙여, 영국에서는 생리통이나 혹은 생리 전 증후군이 있을 때 비타민 B6를 사용하는 경우도 있습니다. 실제 비타민 B6을 섭취하는 분 중에는 생리통이 약해졌다고 느끼는 분도 많이 있습니다.

또한, 입덧이 심해 먹지 못하는 분은 포도당 주사를 맞는 경우가 있습니다. 그럴 때 비타민 B1을 함께 맞으면 좋습니다. 몸이 당을 흡수할 때 B1이 필요하기 때문입니다.

영양 테라피를 실천하는 분은 임신 중 입덧이 약하고

혹은 없는 경우가 대부분입니다. 때문에 저희는 입덧은 영양부족의 신호가 아닐까 하고 생각하고 있습니다.

"입덧이 있다.→ 음식을 못 먹는다.→ 영양 부족에 걸린다.→ 입덧이 더욱 심해진다."

이런 악순환에 빠지지 않기 위해서라도, 평소 의식적으로 영양을 섭취해야겠습니다.

5 임신 비타민이라 불리는 비타민 E

| 비타민 E를 함유한 식품 |
아몬드 · 무지개송어 · 개암 · 장어 · 은어 · 서양 호박 · 땅콩 · 아보카도

안티에이징 효과가 있다고 널리 알려진 **비타민 E**는 임신 비타민으로 불립니다. 임신체질을 만들어 줄 뿐만이 아니라 출산 후에도 모체와 아기를 돕는 역할을 합니다.

원래, 비타민 E는 항불임 작용이 있는 것으로 1922년

에 발견되었습니다. 탈지분유로 키운 실험용 쥐가 불임에 걸리자 그 원인을 알아내기 위해 이것저것 쥐에게 먹인 뒤 임신 여부를 조사했습니다. 그 과정에서 발견된 것이 바로 비타민 E입니다.

우선, 임신체질을 만드는 작용으로는 배란 촉진, 난소 중량 증가, 호르몬 조절 등을 들 수 있습니다. 월경주기를 정상으로 만드는 역할도 있어서 생리가 없거나 무배란 월경 등 월경 이상을 보이는 분들의 치료에도 쓰이고 있습니다.

비타민 E에는 혈류를 잘 돌게 하는 효과도 있어서 임신했을 때 태반의 혈류를 촉진해 줍니다. 때문에 아기에게 충분한 산소나 영양이 도달하도록 돕습니다. 또한, 출산 시에는 아기가 산도를 통과하는 동안의 산소결핍을 예방하는 역할도 합니다.

호르몬 조절 작용과 유선의 혈류촉진 작용으로 모유가 잘 나오게 하는 효과도 기대할 수 있으니 모유 수유를 원하는 분에게 추천할 만합니다.

이처럼, 임신 전부터 수유기까지 엄마와 아기의 강력

한 편이 되어줄 영양소가 바로 비타민 E입니다. 더불어 간과할 수 없는 것이 비타민 E의 항산화작용입니다. 산화는 몸의 녹이라는 것은 이미 말씀드린 대로입니다. 그리고 살아갈수록 산화는 진행될 수밖에 없습니다. 이 녹이 뇌, 혈관, 내장에 쌓이는 것이 바로 노화입니다.

녹이 쌓이는 곳은 뇌나 혈관만이 아닙니다. 난자에도 녹이 쌓입니다. 이때 난자의 녹을 벗겨 내 주는 것이 비타민 E입니다. 난자의 안티에이징을 고려해보면 35세 이상의 분들에게 특히 좋은 영양소입니다.

6 폭신폭신한 자궁 침대의 비밀은 비타민 A

| 비타민 A를 함유한 식품 |
닭 간 · 돼지 간 · 아귀 간 · 장어/장어 간 · 은대구 · 모로헤이야 · 소 간 · 서양 호박

지금까지 임신체질을 만들기 위해서는 자궁의 침대를 만드는 것이 중요하다고 몇 번이나 말씀 드렸는데 **비타민 A**에도 자궁환경을 정돈하는 역할이 있습니다. 아기

를 원한다면 반드시 섭취해야 하는 영양소입니다.

비타민 A는 세포 증식이나 분화 특히 뼈나 신경계의 분화나 형태 형성에 깊이 관여하고 있습니다. 태아기는 활발한 세포 분열과 분화가 이루어지는 시기로 출산 후보다 더욱 많은 비타민 A가 필요한 기간입니다. 따라서 다른 영양소가 충분하다 하더라도 비타민 A의 결핍이 있으면 아기의 성장에 영향을 줄 수 있으며, 점막이 약해져 쉽게 감염된다는 보고도 있습니다.

한편, 비타민 A를 과잉 섭취하는 것을 걱정하는 목소리도 있습니다. 분명히, 비타민 A의 유도체(비타민 A의 구조를 변화시킨 것)이나 비타민 A의 이성체(화학합성에 의해 일정비율로 생기는 자연계에는 존재하지 않는 비타민 A)에는 최기형성(催奏形怯)이 있다고 알려졌습니다.

피부각화증이나 건선치료에 사용되는 비타민 A 유도체(etretinate)나 여드름 치료에 사용되는 비타민 A 유도체(isotretinoin)는 임신 중에는 물론 임신 전에도 사용하는 것을 금하고 있습니다. 또한, 의약품인 비타민제도 합성 비타민 A를 포함하고 있어 대량투여는 삼가고 있습니다.

하지만, 자연계에 존재하는 천연 비타민 A에는 최기형성이 없습니다. 한편, 의약품으로 쓰이는 비타민 A나 영양보충제 안에 합성 비타민 A를 포함하는 경우가 많다 보니, 복용 시 주의가 필요합니다.

미국에서는 임부 대다수가 비타민 A 부족이며 비타민 A의 결핍이 아기에게 문제를 일으킬 가능성이 있다고 보고 임부에게 적극적으로 비타민 A의 섭취를 권유하는 전혀 다른 내용의 보고도 있습니다. 비타민 A는 적극적으로 섭취하는 것이 좋지만 섭취할 때 주의가 필요하다는 것입니다. 비타민 A를 섭취할 경우에는 천연 식품에서 혹은 천연 식품을 원료로 하는 양질의 영양보충제로 섭취하는 것을 권합니다.

7

아기에게 특별한 선물을 **칼슘**

| 칼슘을 함유한 식품 |
멸치 볶음 · 마른 새우 · 미꾸라지 · 요구르트 · 에멘탈 치즈 · 빙어 · 프로세스 치즈 · 우유

뼈나 치아의 재료가 **칼슘**이라는 것은 여러분도 잘 아시리라 생각합니다. 때문에, 의식적으로 칼슘을 섭취하는 분이 많을 것입니다.

칼슘은 아기의 발육에도 빠지지 않습니다. 배 속의 아기는 엄마에게서 30g 정도의 칼슘을 얻어 태어납니다. 출산 후에는 수유를 통해 매일 210mg의 칼슘을 얻습니다. 그런 만큼 보충을 하지 않으면 엄마는 칼슘 결핍에 걸릴 수밖에 없습니다.

실제, 출산 횟수가 늘어남에 따라, 골다공증의 발생률도 늘어난다는 데이터도 있습니다. 하지만, 이도 영양 테라피로 해결할 수 있습니다. 임신을 대비하여 지금부터 칼슘을 많이 저장해 둡시다.

칼슘은 뼈나 치아를 만드는 것 외에 자율신경을 조정

하고 근육이나 모세혈관의 수축과 이완에도 관여하고 있습니다. 임신 중에 발에 쥐가 나거나 경련이 이는 경우가 있는데 이것은 칼슘 결핍 증상입니다. 또한, 초조함은 칼슘 부족이 원인이라고도 할 정도로 정신적인 면에도 영향을 미칩니다.

이처럼 중요한 역할을 담당하는 칼슘이지만, 단순히 그저 많이 먹으면 된다는 것은 아닙니다. 중요한 것은 마그네슘과 함께 섭취하는 것입니다. 칼슘과 마그네슘은 형제 미네랄이라고 할 수 있습니다. 말하자면 형제 사이입니다. 칼슘 흡수에는 마그네슘이 빠지지 않습니다. 양자의 균형은 1 : 1이 이상적입니다. 식사를 할 때에는 칼슘과 함께 마그네슘도 섭취하도록 신경 써야 합니다.

성인 여성에게 필요한 최소한의 칼슘량은 하루 600mg입니다. 아기에게 충분한 칼슘을 주고, 또한 엄마가 칼슘 부족에 걸리지 않기 위해서는 임신 중에는 900mg 수유 중에는 1,100mg은 섭취해야 합니다.

: CHAPTER :

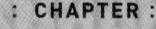

[제4장]
달라진 식습관으로 오늘부터 임신체질

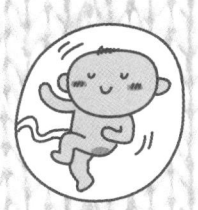

04

달 라 진 식 습 관 으 로 오 늘 부 터 임 신 체 질

작게 낳아 크게 키우는 것은 잘못된 상식

"이렇게 많은 영양소를 먹다가는, 뚱뚱해지지 않을까요?"

이런 걱정을 하는 분이 계실지도 모르겠습니다. 물론, 임신 중 비만은 좋지 않습니다. 임신 중에 엄마가 살이 찌면 임신 고혈압 증후군이나 임신성 당뇨에 걸릴 위험이 증가합니다. 하지만, 너무 마른 것도 좋지 않습니다. 엄마가 저영양 상태라면 당연히 태어날 아기의 체중도 적기 마련입니다.

일본인의 출생 체중은 감소하는 경향에 있습니다.

1980년에는 남아가 3,230g 여아가 3,140g이었던 평균 체중이 2003년에는 남아가 3,060g으로 여아가 2,980g으로 줄었습니다. 이 같은 경향은 선진국 중에서는 일본에서만 볼 수 있습니다.

작게 낳아 크게 키우는 것이 좋다는 의견이 있는데 이 풍조는 임신 고혈압 증후군의 예방이라기보다는 임신 중에도 살이 찌고 싶지 않다는 현상이라고밖에 보이지 않습니다.

작게 낳는 것이 장점이 있을까요? 오히려, 아기의 저체중에는 여러 가지 문제가 있습니다. 지금부터 20년 전에 영국의 버커 박사는 성인병 태아기 발증설을 제창했습니다. 저체중으로 태어난 아기는 성인이 되어 생활습관병에 걸릴 위험이 크다는 것입니다.

또한, 니가타 대학의 우치야마 마코토 교수도 저체중으로 태어난 아이일수록 고혈압이나 심근경색에 걸리기 쉽고 작게 태어나 크게 자란 아이일수록 젊을 때보다 높은 혈압을 보인다고 합니다. 태아기에 영양이 충분치 못하면 신장에서 소변을 만드는 네프론(Nephron)이라는 구조가 줄어 고혈압에 잘 걸린다는 것이 그 이유입니다.

그뿐만이 아닙니다. 엄마가 임신 중에 단백질 부족했다면 태어난 아기의 생식기능 발달을 저해할 가능성이 있다는 보고도 있습니다. 이것은 실험용 쥐를 사용한 준텐도 대학의 실험인데, 인간에게도 적용되지 않는다는 보장은 없습니다. 엄마의 식습관이 아기의 임신체질에 영향을 미칠 수도 있습니다.

아기의 건강은 엄마의 배 속에 있을 때부터 시작됩니다. 그리고 아기의 건강에는 영양소가 깊이 연관되어 있습니다. 배 속의 아기는 엄마가 먹는 음식 말고는 영양소를 섭취할 방법이 없습니다. 엄마가 먹지 않는 것은 그것이 아무리 아기에게 필요한 것이라 할지라도 먹을 수가 없습니다. 그러므로 제대로 먹는 것이 중요하다는 것을 명심해야 합니다.

단, 여기에도 중요한 것이 있습니다. 임산부에게 "제대로 드세요."라고 하면 대부분 밥을 많이 먹거나 지금껏 먹었던 토스트를 두 배로 먹으면 된다고 생각하는 것 같습니다. 하지만, 그래서는 칼로리만 늘 뿐 영양은 늘지 않습니다. 이는 살이 찌는 식생활입니다. 그렇다면 지금부터 영양을 섭취하면서 살이 찌지 않는 구체적인 식사법의 포인트를 알려 드리겠습니다.

살이 찌는 원인
당질을 줄이자

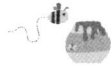

살이 찌는 이유가 지방(지질)에 있다고 생각하지 않으십니까? 하지만, 지금껏 설명했듯이 원인은 당질에 있습니다. 정확히 당질 과잉입니다.

분명히, 당질은 몸의 에너지로 쓰이기도 하니 필요하기는 합니다. 문제는 그만큼 에너지가 필요하지 않는데 당질을 과잉 섭취하는 것입니다.

쌀, 빵, 면류 같은 주식이나 과자, 주스 등의 음식에는 많은 당질이 포함되어 있습니다. 특히 운동은 하지 않은 채 가사나 일로만 몸을 움직이는 분은 에너지 소비가 적기 때문에 그리 많은 당질이 필요치 않습니다.

2장에서도 말씀드렸지만 당질은 에너지로 쓰이지 않으면 금세 지방으로 축적됩니다. 당질을 섭취하면 혈당치가 급격하게 올라갑니다. 그러면, 그 혈당치를 내리기 위해 인슐린이 분비됩니다. 인슐린에는 지방을 모으는 성질이 있어서 그 결과 살이 찌게 됩니다.

인슐린을 분비하지 않도록 하려면 되도록 혈당치를 올리지 않는 식사 즉, 당질을 피하는 것이 최선입니다. 그런데, 이처럼 충고를 해도 이렇게 말씀하시는 분들이 있습니다.

"설탕은 뇌의 에너지니까, 당질은 필요한 것 아닌가요?"

설탕은 당질이고 당질은 뇌 에너지이기 때문에 뇌를 위해 당질이 필요한 것이 아니냐는 것입니다. 또, 초콜릿 같은 단것을 먹으면 머리가 개운해진다고 여기는 분도 있습니다. 하지만, 정확하게 말하면 뇌에게 필요한 것은 혈액 중의 포도당이지 설탕이 아닙니다.

포도당은 물론 당질에도 있긴 하지만 지질이나 단백

음식물이 혈당으로 바뀌는 시간과 비율

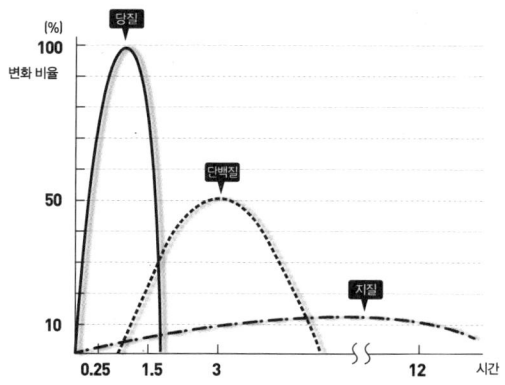

『당뇨병교실 퍼펙트 가이드』 미국 당뇨병학회, 이케다 요시오 감수, 번역, 이시야쿠 출판

질을 대사(음식물이 소화와 흡수되어 체내에서 이용된 후 배설되기까지의 과정)할 때에도 발생합니다. 그러므로, 당질을 제한해도 지질이나 단백질을 제대로 먹기만 하면 뇌가 영양 부족에 걸릴 위험은 없습니다.

그보다, 당질이 혈당치를 급격히 올리는 것이 문제입니다. 위의 그림을 보면 당질은 혈당치를 급격히 올리지만 단백질은 상승 곡선이 완만하고 내려가는 것도 완만합니다. 또한, 지방도 혈당치의 변화는 매우 완만합니다. 그러므로, 지질을 제한하는 것보다 당질을 제한하는 것이 좋습니다.

임신체질을 만드는 식습관의 포인트는 먹는 양을 줄이는 것이 아니라 당질을 줄이는 것입니다. 임신을 하기 위해서는 과체중도 저체중도 좋지 않다고 말씀드렸는데 당질을 제한하는 식습관은 다이어트에도 도움이 됩니다. 물론, 굶는 다이어트와는 달리 식욕을 참아야 한다거나 영양부족에 걸릴 걱정도 없습니다.

영양 테라피를 이용한 다이어트 지도도 하고 있는데 당질을 제한하면 다이어트에도 쉽게 성공합니다.

NUTRITIONAL THERAPY

먹는 순서를
바꿔 혈당치를 낮추자

"그럼, 쌀이나 빵은 입에 대면 절대 안 되는 건가요?"

여기까지 읽은 분들은 이렇게 생각할지도 모르겠습니다. 괜찮습니다. 당질을 완전히 제한할 필요는 없습니다. 당질의 문제점은 혈당치를 급격하게 올린다는 것입니다. 그러니, 되도록 혈당치를 올리지 않는 식생활만 한다면 쌀이나 빵을 먹어도 문제는 없습니다.

먹는 순서를 바꾸는 것이 중요합니다. 이렇게 간단하게 해결이 되는지 놀라는 분이 계실지도 모르겠습니다. 하지만, 이것만으로도 효과는 절대적입니다.

이때 기준이 되는 것이 음식의 GI 수치입니다. 1장에서도 말씀드렸지만, GI 수치는 포도당을 100으로 정했을 때 혈당치가 어느 정도의 속도로 올라가는가를 나타낸 것입니다.

GI 수치가 높을수록 혈당치가 급격히 올라갑니다. 반대로, GI 수치가 낮을수록 혈당치의 완만하게 상승합니다. 그러므로, 식사를 할 때 GI 수치가 낮은 음식부터 차례대로 먹는 것이 중요합니다. 순서는 식물 섬유 → 단백질 → 당질(탄수화물)입니다.

일반적으로 식사할 때 밥 → 반찬 → 된장국 순서로 먹습니다. 이 순서를 된장국 → 반찬 → 밥으로 바꾸는 것만으로 충분합니다. 야채 등의 식물 섬유에는 혈당 흡수를 완만하게 하는 효과가 있습니다.

우선 GI 수치가 낮은 음식을 먹고 서서히 혈당치를 올립니다. 즉, GI 수치가 높은 음식은 되도록 나중에 먹도록 하는 것입니다. 이렇게 하면 혈당치가 급격하게 올라가지 않습니다. 더불어 빨리 먹지 않고 꼭꼭 씹어서 천천히 먹는 것도 혈당치를 급격하게 상승하는 것을 막아

주요 식품의 GI 수치

되도록 60 이하의 식품을 고릅니다.
또한, GI 수치가 낮은 식품에서 높은 식품 순으로 먹는 것이 좋습니다.

(60 이하 : 파란불)　(60~70 : 노란불)　(70 이하 : 빨간불)

식품	GI 수치	식품	GI 수치
녹차	10	현미	56
홍차	10	현미(5분도)	58
미림	15	호밀빵	58
커피	16	메밀국수(메밀가루100%)	59
오이	23	스파게티	65
플레인 요구르트	25	국수	68
우유	25	배아미	70
땅콩	28	옥수수	70
토마토	30	우동	80
아몬드	30	정백미	84
계란	30	떡	85
낫토	33	벌꿀	88
치즈	35	감자	90
어패류	40전후	식빵	91
두부	42	초콜릿	91
육류	45~49	크림빵	95
통밀가루빵	50	흑설탕	99
고구마	55	사탕	108
바나나	55	백설탕	110

*포도당을 100으로 한 경우

줍니다.

당질 제한식을 추천했는데 똑같은 면류를 고른다 해도 우동보다는 메밀을 먹는 식으로 GI 수치가 낮은 음식을 선택합니다.

GI 수치 기준으로는 60이하라면 파란불 60이상이라면 노란불 70이상은 빨간불입니다. 하지만, 언제나 60이하의 음식만 먹을 수는 없으니 먹는 순서를 의식하여 혈당치를 급격하게 올리지 않도록 주의합니다.

또한, 조미료에도 주의가 필요합니다. 설탕 외에도 케첩이나 양념간장 등의 소스 등에는 당분이 많이 들어 있습니다. 간을 할 때는 소금, 후추, 간장, 폰즈 소스 등을 추천합니다.

그러면, 여기서 질문입니다. 고기를 먹을 때 스키야키나 샤브샤브 중 어느 것이 좋을까요?

정답은 샤브샤브입니다. 스키야키 소스에는 당분이 많기 때문입니다. 샤브샤브는 뜨거운 국물에 고기를 넣어 먹기 때문에 지방을 떨어트리는 장점도 있습니다.

단, 샤브샤브를 먹을 때는 깨 소스보다는 폰즈 소스를

추천합니다. 깨 소스에도 당분이 많기 때문에 피하는 것이 좋습니다. 물론, 마지막에 우동 사리까지 넣어 먹는 것은 자제합니다. 먹고 싶다면 GI 수치가 26인 녹두 당면을 추천합니다.

흰 것은 멀리하자

앞 페이지의 GI 수치표를 보면 공통점을 발견할 수 있습니다. 흰설탕, 백미, 식빵처럼 GI 수치가 높은 음식에는 흰 것이 많습니다. 이처럼 흰 식품은 정제된 식품입니다.

예를 들면 쌀이 그렇습니다. 정제되지 않은 쌀은 현미라고 해서 갈색을 띠고 있습니다. 이것을 정제하면 백미가 됩니다. 설탕이나 밀도 마찬가지입니다. 같은 음식이라 해도 정제된 것이 GI 수치가 높게 나타납니다.

음식의 GI 수치를 하나하나 암기하는 것은 쉽지 않습

니다. "흰 것보다는 갈색 식품을 먹는다."라고 기억하는 것이 좋겠습니다.

 또한, 설탕은 흑설탕이나 황설탕과 같이 정제도가 낮은 식품이라 해도 GI 수치가 상당히 높습니다. 단맛을 첨가하고 싶다면 천연 감미료인 자일리톨이나 엘리트리톨 등을 조금만 사용합니다.

N U T R I T I O N A L   T H E R A P Y

하루 세 끼보다 하루 다섯 끼

일반적으로 하루에 세 끼를 먹습니다만 여성들은 다이어트 혹은 아침을 거르는 경우가 많아 하루에 두 끼를 먹는 분도 많을 것입니다. 하지만, 이것이 더욱 살을 찌우고 임신체질에서 멀어지게 하는 식습관입니다.

알기 쉽게 예를 들어 보겠습니다. 스모 선수들은 살을 찌우기 위해 의식적으로 하루에 두 끼를 먹습니다. 끼니의 간격이 길어지면 그만큼 쉽게 살이 찌는데 그 이유는 혈당치에 있습니다.

혈당치는 음식을 먹으면 올라가고 그 후 점점 내려갑

니다. 식사 간격이 짧으면 혈당치의 올라가고 내려감이 완만해집니다. 하지만, 식사 간격이 길어지면 혈당치가 급격하게 올라가고 급격하게 내려가게 됩니다.

혈당치가 급격하게 올라가면 지방이 잘 축적된다고 앞서 말씀 드렸는데 식사 간격에 공백이 많이 생기면 다음 식사 시 혈당치가 급격히 상승합니다. 때문에, 아침을 거르면 오히려 점심에 급격하게 혈당치가 올라갑니다. 조금이라도 좋으니 아침은 꼭 드시기를 권유합니다.

또한, 바쁜 아침에는 토스트나 빵 등으로 간단하게 먹습니다. 하지만 되도록 전통식을 드시는 것이 좋습니다. 이상적인 식단으로는 밥과 된장국에 구운 생선, 낫토, 계란 같은 단백질 섭취에 좋은 반찬을 곁들이는 것입니다. 된장국에 건더기까지 듬뿍 넣어 먹으면 그만큼 많은 영양소를 섭취할 수 있습니다.

그렇다면, 하루 세끼를 이런 식으로 차려 먹으면 좋은가 하면, 꼭 그렇지도 않습니다. 영양 테라피에서는 아침, 점심, 저녁에 더해 아침과 점심 사이 그리고 점심과 저녁 사이에 간단한 음식을 먹는 것을 추천합니다. 하루 다섯 끼를 먹음으로 식사 간격이 짧아져 혈당치의 급상승을 막고 조절도 쉬워집니다.

단, 간식을 먹을 때는 혈당치를 급격히 올리는 단 과자는 절대 금물입니다. 과일도 괜찮지만 되도록 당도가 낮은 것을 선택합니다. 견과류, 치즈, 삶은 계란 등을 추천합니다. 간식이나 간단한 식사를 해결하기 위해 편의점을 이용하는 분이 많을 것입니다. 여기서, 편의점에서 식품을 선택하는 요령을 설명하겠습니다.

- 초콜릿이나 과자 진열대에는 가지 않는다.
- 당류가 많은 주스 대신 무설탕 야채 주스를 고른다.
- 배가 많이 고프지 않을 때에는 삶은 계란이나 견과류, 치즈를 고른다.
- 주먹밥이나 크림빵 등 단품으로만 먹지 말고 된장국이나 반찬도 함께 산다.
- 반찬이 골고루 든 도시락이나 햄이나 계란 등 종류가 다른 샌드위치 등 되도록 많은 음식재료를 사용한 메뉴를 고른다.

과자, 빵, 주먹밥 등 GI 수치가 높은 식품으로 차려진 편의점에서도 임신체질을 만드는 데 도움이 되는 식품을 고를 수 있습니다.

과식을 피하는 방법

식후에 바로 20~30분 정도 걷도록 합니다. 가벼운 운동에는 혈당치를 내리는 효과가 있습니다. 일본에는 하라고나시(腹ごなし)라고 해서 가벼운 운동을 통해 먹은 음식의 소화를 돕는다는 말이 있는데, 혈당치가 올라간 식후에 걸으면 혈당치가 내려갑니다. 그만큼 인슐린을 절약할 수 있어서 지방이 잘 축적되지 않으며 체중 조절에도 도움을 줍니다.

물론, 평소에 몸을 움직이는 것도 중요합니다. 가만히만 있어도 소비되는 에너지를 기초대사라고 하는데 여기에는 근육이 관련되어 있습니다. 기초대사는 근육에서 약 40% 소비되기 때문에, 근육량이 늘면 그만큼 소비하는 에너지도 늘게 됩니다. 운동선수가 아무리 많이 먹어도 살이 잘 찌지 않는 이유가 바로 여기에 있습니다.

기초대사는 나이와 함께 저하되기 때문에 똑같은 식생활을 해도 나이를 먹으면 쉽게 살이 찝니다. 이를 방지하려면, 매일 운동을 하고 음식이 에너지로 소비될 수 있도록 근육량을 늘리는 것이 중요합니다.

그리 격한 운동을 할 필요는 없습니다. 역에서 에스컬레이터 대신 계단을 이용하고 멀지 않은 거리라면 택시보다는 걸어서 이동하는 정도만 염두에 두어도 몸이 변합니다.

식후에 걷는 것은 혈당치를 내릴 뿐만이 아니라 근육을 만드는 데도 관여하기 때문에 일거양득입니다. 점심을 위해 밖으로 나오면 일부러 멀리 돌아가거나, 쇼핑을 갈 거라면 식후 산책을 겸해 외출하는 등 짧은 시간에도 최대한 많이 걷도록 나름대로 연구하는 것이 좋습니다.

또한, 하루의 총 섭취 칼로리는 아침〉점심〉저녁 순이 되는 것이 살이 안 찌는 식사법의 포인트입니다. 야식은 음식물이 에너지로 사용되지 않고 쉽게 지방이 되니 주의가 필요합니다.

단백질을 효과적으로 섭취하는 요령

 당질을 줄이는 한편, 반드시 섭취해야 하는 영양소가 있습니다. 바로 단백질입니다. 앞서, 임신체질을 만들기 위한 하루 단백질 필요양은 체중 1kg당 1~1.5g이고 체중 50kg이라면 50~75g이라고 말씀드렸습니다. 그렇다면 100g의 고기를 먹으면 100g의 단백질을 섭취할 수 있을까요? 아닙니다.

 어떤 영양소도 마찬가지입니다만 그 음식재료에 포함된 양만이 아니라 몸에 얼마나 흡수되는가를 고려해야 합니다.

단백질에는 두부나 콩류 등의 식물성 단백질과 고기나 생선 계란 등의 동물성 단백질이 있는데, 몸에 잘 흡수되는 것은 단연 동물성입니다.

식물성 단백질만 먹으면 대사효율이 좋지 않아 단백질이 결핍될 가능성이 있습니다. 동물성 식품을 제한하는 식사법도 있지만, 임신체질을 만들기 위해서는 동물성 단백질이 필요합니다.

단백질을 효과적으로 섭취하기 위해 꼭 기억해야 할 것이 바로 프로틴 스코어입니다. 단백질은 20종류의 아미노산으로 이루어져 있습니다. 프로틴 스코어란 음식물 속에 얼마나 균형적으로 아미노산이 포함되어 있는가를 나타나는 수치를 말합니다. 100에 가까울수록 아미노산의 균형이 좋다는 것을 뜻합니다.

예를 들어 쇠고기 100g에는 20g의 단백질이 있는데, 프로틴 스코어를 곱하면 16g이 됩니다. 또한, 고기나 생선의 아미노산량은 가열하면 거의 반감된다는 것입니다. 이를 고려한 다음 단백질량을 확보하는 것이 중요합니다. 가열하지 않고 회로 먹는 것도 좋습니다.

단백질 프로틴 스코어

🥣 얼마나 먹어야 어느 정도 섭취되나요?

| 두부(반모) 150g | 단백질 9.9g | × | 프로틴 스코어 0.67 | = | **6.6g** |

| 날계란 1개 | 단백질 6.5g | × | 프로틴 스코어 1.00 | = | **6.5g** |

| 쇠고기 100g | 단백질 20g | × | 프로틴 스코어 0.8 | × | $\frac{1}{2}$ | = | **8g** |

가열처리로 반감

🥣 식품의 프로틴 스코어

식품	프로틴 스코어	식품	프로틴 스코어
계란	100	연어	78
닭 간	93	두부	67
우유	85	모시조개	66
정백미	81	밀가루	56
쇠고기	80	토마토	51
전갱이	78	시금치	41

단백질을 섭취하려면 계란이 최고입니다. 계란은 가열해도 아미노산량이 많이 줄지 않습니다. 매일 두 개 정도의 계란을 먹는 것이 좋습니다. 덧붙여 계란의 프로틴 스코어가 100인 것에 비해 두부는 51로 약 절반밖에 없으니 영양 밸런스로 보면 단연 계란의 승리입니다.

개중에는 콜레스테롤을 신경 쓰느라 계란을 먹지 않는 분도 있을지 모르겠습니다. 하지만, 135페이지에서 설명했듯이 계란은 콜레스테롤 수치에는 그리 큰 영향을 미치지 않으니 안심하고 적극적으로 드셔도 좋습니다.

식물성 단백질 음식이라 해도 동물성 단백질 음식과 조합하면 영양가는 더욱 올라갑니다. 예를 들면, 날두부에 가다랑어포나 돼지고기 된장볶음을 함께 하면 영양가가 올라갈 뿐만이 아니라 맛도 한층 더해집니다.

두부, 돼지고기, 계란이 들어간 여주 볶음 등은 다양한 종류의 단백질을 섭취할 수 있도록 도와줍니다. 덮밥을 먹을 때 날계란을 올리는 것도 좋은 생각입니다.

식사의 주인공은
밥이 아니라 반찬

임신체질로 만드는 식습관을 한마디로 정의하면 고단백 저당질입니다. 구체적으로 하루에 필요한 단백질은 고기, 생선, 계란, 콩류 등을 각각 한 손에 올려놓을 수 있는 정도의 분량입니다.

고기나 생선이라면 약 100g 정도, 계란이라면 1~2개, 대두 식품이라면 두부 반 모와 낫토 100g에 해당합니다.

"오늘 메뉴는 불고기! 이참에 잔뜩 단백질을 섭취하자!"

이렇게 생각할 수도 있겠습니다. 단백질을 섭취할 수

있을 때 잔뜩 먹어두면 되는가 하면 그렇지 않습니다. 단백질은 저축할 수 없기 때문에 매일 바지런히 먹을 필요가 있습니다.

신체나 뇌는 늘 단백질을 필요로 하고 있어 재료가 끊겨 버리면 여러 곳에 영향을 미칩니다. 신체를 만드는 것은 단백질이며 뇌의 신경전달물질도 단백질로 만들어집니다. 물론, 아기의 몸을 만들기 위해서도 빠질 수 없습니다. 그러므로, 늘 일정하게 단백질을 섭취할 필요가 있습니다.

아무리 그래도 매일 이렇게 단백질을 섭취하는 건 무리라고 생각하는 분들에게 추천하는 것은 주식을 마지막에 먹는 것입니다. 이것은 GI수치를 올리지 않는 식사법이라는 점에서도 이치에 맞습니다.

주식을 삼가는 만큼 반찬은 단백질 중심으로 제대로 섭취합니다. 쌀, 빵, 파스타 등 주식이라 불리는 것은 식사의 중심이니까 많이 먹어야 한다고 생각하는 분들이 많지만 그렇지 않습니다. 이런 주식은 당질이 많아 오히려 삼가는 편이 좋습니다.

하루 단백질 섭취량 기준

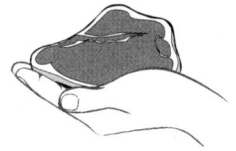

고기 … 약 100g

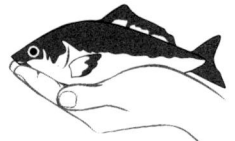

생선 … 약 100g

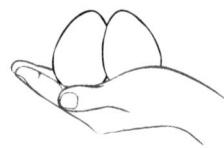

계란 … 1~2개

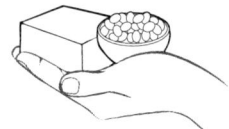

콩류 … 두부 1/2 + 낫토 100g

외식 시, 주식과 반찬의 밸런스

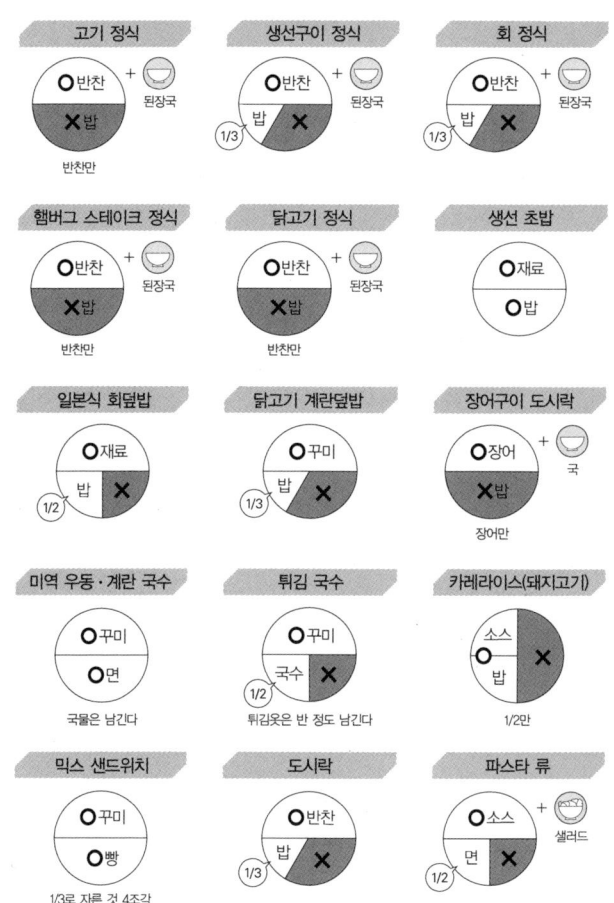

앞서 말씀드린 대로 당질은 지질과 단백질로 섭취할 수 있습니다. 오히려 현대 여성은 단백질 부족이니 주식을 줄여서라도 단백질을 섭취하는 것이 좋습니다.

앞 페이지의 그림에서 구체적으로 밥과 반찬을 어느 정도의 비율로 먹어야 좋은지 그 밸런스를 정리했습니다. 집에서 요리를 할 때에도 참고하기 바랍니다.

토막 생선보다 잔 생선 한 마리를 통째로 먹는 것이 좋은 이유

철의 대명사처럼 여겨지는 시금치나 건자두가 뜻밖에 체내 흡수율이 떨어진다는 것은 2장에서 이미 말씀드린 대로입니다.

철에는 두 종류가 있습니다. 단백질과 결합하는 헴철과 결합하지 않는 비헴철입니다. 헴철은 붉은 살코기나 간 등의 동물성 식품에 많이 포함되어 있습니다. 한편, 비헴철은 시금치나 건자두 등의 식물성 식품에 많이 들어 있습니다.

그렇다면, 헴철과 비헴철은 흡수율에 얼마나 차이가

있을까요? 돼지 간과 시금치로 비교해 보겠습니다. 우선 철분 4.8g을 섭취하려면 돼지 간이라면 37g이며 시금치라면 130g이 필요합니다. 그중에 돼지 간은 20% 시금치는 1.5% 흡수됩니다.

이를 봐도 알 수 있듯이, 헴철이 단연 흡수율에서 뛰어납니다. 철을 섭취하려면 헴철이 효율적입니다.

헴철이 많은 식품에는 돼지 간, 소 간 같은 간 종류 외에도 계란, 소, 돼지 등의 붉은 살코기, 정어리, 전갱이, 꽁치 등의 생선, 모시조개나 바지락, 대합 등의 조개류가 있습니다.

여러분 중에는 간에는 철이 풍부하니 많이 먹으라는 소리를 들으며 자란 분도 계실지 모르겠습니다. 분명히, 간에는 헴철이 풍부하게 들어 있을 뿐만 아니라 체내 흡수율도 좋기 때문에 철을 섭취하기에는 안성맞춤입니다. 하지만, 맛이나 특유의 냄새 때문에 건강을 위해 참고 먹는 분이 더 많습니다.

아무리 건강을 위해서라지만 입맛에 맞지 않는 것을 먹기란 쉬운 일이 아닙니다. 이런 분에게 추천하고 싶은 식사법이 있습니다. 바로 생선 한 마리를 통째로 먹는 것입니다.

머리부터 통째로 먹을 수 있는 작은 생선이라면 철은 물론이거니와 단백질이나 칼슘까지 섭취할 수 있습니다. 통째로 먹는다는 것은 생명을 있는 그대로 받아들이는 것이다 보니 그만큼 많은 영양소를 섭취할 수 있습니다.

예를 들면, 도미에는 단백질이 풍부하지만 토막을 내서 먹으면 그 부분의 영양분밖에 섭취할 수 없습니다. 하지만, 잔멸치라 해도 한 마리를 통째로 먹으면 그 안의 다양한 영양소를 섭취할 수 있습니다. 통째로 먹을 수 있는 작은 생선이 영양 밸런스 면에서 보면 훨씬 뛰어납니다.

"생선을 먹으면 머리가 좋아진다."라는 말이 있습니다. 이유는 바로 생선에 포함된 지질 때문입니다. 바로 오메가3라는 종류의 지방산입니다. 오메가3의 대표주자로는 DHA(도코사헥사엔산), EPA(에이코사펜타엔산)이 있는데 이들은 정어리, 전갱이, 꽁치, 가다랑어나 참

치와 같은 등푸른 생선에 많이 함유되어 있습니다. 오메가 3에는 지능을 높이는 효과가 있기 때문에 생선을 먹으면 머리가 좋아진다는 것입니다.

여기서, 2003년에 노르웨이에서 시행한 실험을 소개하도록 하겠습니다. 임신 18주에서 출산 3개월까지 임신이나 수유 중인 590명의 여성에게 대구 간유나 옥수수유 중 하나를 매일 10ml씩 먹도록 한 비교 실험입니다.

대구 간유에는 오메가3계의 DHA나 EPA가 많이 있습니다. 한편, 옥수수유에는 리놀산이나 α-리놀렌산은 많이 함유되어 있지만 DHA나 EPA는 없습니다.

그리고 아이들이 4세가 되었을 때 IQ 테스트를 시행했습니다. 그 결과, 대구 간유를 섭취한 엄마의 아이들이 문제 해결하는 능력이나 사물을 조리 있게 이해하는 능력 등이 뛰어났습니다. 이 결과는 DHA나 EPA에 아이들의 지능을 높이는 효과가 있다는 것을 의미합니다.

"그럼, 임신 중이나 수유 중에 좋은 지질을 먹지 않은 사람은 이미 시기를 놓친 건가요?"

이렇게 생각할 수도 있겠지만 걱정 없습니다. 뇌의 30%는 지질로 되어 있으며 그 재료는 늘 교체됩니다. 교체될 때, DHA나 EPA 같은 뇌에 좋은 지질이 있으면 그것이 사용됩니다.

반대로 뇌에 좋지 않은 지질이라 해도 뇌는 지질을 필요로 하기 때문에 사용하지 않을 수 없습니다. 뇌에 좋은 지질은 뇌의 기능을 향상시키지만, 뇌에 좋지 않은 지질은 뇌의 기능을 저하시키니 피하는 것이 중요합니다.

구체적으로는 샐러드 오일 등을 사용한 튀김은 피해야 합니다. 감자튀김 등의 과자도 튀긴 것이니 주의가 필요합니다. 또한, 마가린 등에 쓰이는 트랜스지방산은 인공적으로 만들어진 지방이며, 몸에서 잘 분해되지 않기 때문에 섭취하지 않는 것이 좋습니다. 덧붙여, 트랜스지방산은 시판되는 과자나 인스턴트 식품 등에 많이 쓰입니다.

아기뿐만 아니라 엄마 자신의 뇌기능을 향상시키기 위해서라도 오늘부터 나쁜 지질을 피하고 좋은 지질을 섭취하도록 신경 써야 합니다.

최근에는 생선을 섭취하지 않는 경향이 늘었다고 하는데, 엄마의 건강과 아기의 뇌를 위해서라도 생선을 많이 섭취하기를 권장합니다.

음식으로 극복하는 마터니티 블루

철은 임신체질을 만드는 결정적인 역할을 하는데 생리를 하는 여성은 만성적인 철 결핍 상태에 놓여 있기 쉽습니다. 몸에는 철을 저축하는 시스템(페리틴)이 있으며 페리틴 측정을 하지 않으면 잠재적인 철 결핍 여부를 파악할 수 없다는 것은 이미 설명 드렸습니다.

철 결핍의 신호에는 두통, 어깨 결림, 관절통, 현기증, 이명 등 다양합니다. 쉽게 지치거나 계단을 오를 때 숨이 차는 것도 철 결핍의 전형적인 증상입니다.

그뿐만 아니라, 정신적인 측면에도 영향을 미친다는

것을 알고 계십니까? 뇌의 신경전달물질이 만들어지는 과정에는 철이 필요합니다. 이때 철이 부족하면 신경전달물질이 만들어지지 못하고, 조그만 일에도 끙끙 앓거나 쉽게 우울해집니다. 사람에 따라서는 잠을 자고 일어나는 것도 쉽지 않고, 한밤중에 잠이 깨는 경우도 있습니다.

이런 증상이 바로 마터니티 블루입니다. 마터니티 블루란 임신 중부터 출산 후에 걸쳐 우울해지거나 쉽게 침울해지는 것을 말합니다. 특히 출산 후의 마터니티 블루는 산후 우울증이라 하는데 호르몬 밸런스의 변화 때문이라고 합니다.

하지만, 철 결핍이 있어도 우울증과 비슷한 증상을 보이는 경우가 많습니다. 실제, 우울증을 호소하는 분들의 혈액검사를 해 보면 중증의 철 결핍인 경우가 자주 있습니다. 하지만, 철을 충분히 보충하면 증상이 개선되는 경우 역시 많습니다.

이 같은 경향은 역시 여성에게 많이 나타납니다. 평소보다 더 많은 철이 필요한 임부는 특히 철 결핍에 걸리기 쉽기 때문에 주의가 필요합니다. 물론, 헴철 섭취를 권장합니다. 임신 중에 빈혈제로 처방받는 철분제는 비헴철인 경우가 많다 보니 흡수율이 좋지 못합니다.

제가 영양지도를 맡고 있는 산부인과에서는 대부분 임부에게 헴철 영양보충제를 섭취하도록 하고 있습니다. 모두 건강하고 피로를 느끼지 않으며 출산 휴가를 받기 직전까지 일도 안정적으로 해 나갑니다. 물론, 마터니티 블루에 빠지는 일도 없습니다.

또 하나 중요한 것이 비타민 B군입니다. 앞서 말씀드린 대로 비타민 B군도 뇌의 신경전달물질의 재료이기 때문입니다. 특히 산후에는 비타민 B군의 소모가 많아서 의식적으로 섭취하는 것이 마터니티 블루의 예방과도 직결됩니다.

"괜히 침울하다."

"의욕이 나지 않는다……."

이런 증상이 나타나면 영양부족의 신호일지도 모릅니다. 식습관을 점검해서 철이나 비타민 B군이 부족하지는 않은지 부족하다면 제대로 섭취할 수 있도록 해야겠습니다.

 엄마가 충분한 영양을 섭취하고 있다면 아기에게도 좋은 영향을 끼칩니다. 철은 특히 중요합니다. 아기는 생후 3~4개월 사이에 체중이 약 2배 정도 느는데, 이때 대량의 철이 필요합니다. 수유 중일 때 아기의 영양은 엄마가 먹는 음식으로 만들어지는 것이니 철을 충분히 섭취하도록 합니다.

N U T R I T I O N A L T H E R A P Y

35세 이상이라면
음식으로 몸속 녹을 제거하자

지금까지 소개한 식사법은 임신체질로 만들기 위해 효과적입니다. 여기에 더해 35세 이상의 분들이 특히 신경 써야 하는 것이 있습니다. 몸속 녹을 제거하는 것입니다.

1장에서도 말씀드렸지만 인간의 신체는 시간이 지나면 지날수록 산화가 진행됩니다. 산화는 바로 녹이 스는 것을 말합니다. 즉 노화를 의미하는데 이는 난자도 예외가 아닙니다.

난자는 그 여성이 엄마의 배 속에 있을 때에 이미 만들어집니다. 따라서 나이를 먹으면서 배란하는 난자는 그만큼 오래 산화 스트레스에 놓여 있게 됩니다. 따라서 배란하는 난자를 녹으로부터 지켜내려면 항산화가 필요한데 이때도 영양소가 효과를 발휘합니다.

몸속의 녹을 제거하는 데 효과적인 영양소에는 비타민 C, 비타민 E, α-리포산 등이 있습니다. 이들 영양소는 임신체질을 만드는 효과도 있으니 적극적으로 섭취해야 합니다.

더불어 녹을 제거해주는 영양소로 중요한 것이 코엔자임 Q10입니다. 한때 안티에이징에 좋다고 화제가 되었는데, 그 역할은 항산화물질인 비타민 E의 녹을 제거해 주는 것입니다. 비타민 E 자체에도 녹을 제거하는 효과가 있지만, 코엔자임 Q10과 한 조를 이루면 더욱 효율적입니다.

코엔자임 Q10은 쇠고기, 돼지고기, 간, 내장, 정어리, 참치, 브로콜리, 시금치, 호두, 아몬드, 우유, 치즈에 함유되어 있는데 그 양은 그리 많지 않습니다. 지금은 다양한 영양보충제가 많이 있으니 이로 보충하면 효율적으로 섭취할 수 있습니다.

한편, 산화를 촉진하는 식습관이나 생활습관은 되도록 피해야 합니다. 아무리 열심히 녹을 제거해도 끊임없이 녹이 생긴다면 아무 의미가 없습니다.

산화를 촉진하는 것에는 스트레스나 격한 운동 같은 생활 습관 외에도 담배, 알코올, 당분 등의 기호품도 포함되니 삼가는 것이 좋습니다.

술과 담배는
아기에게 치명타

항산화를 위해 꼭 피해야 하는 것이 바로 알코올인데 이는 아기에게도 좋지 않습니다. 임신 중이나 수유 중에 술을 피해야 한다는 것은 상식이니 모르시는 분은 없을 것입니다.

이때 문제가 되는 것이 바로 양입니다. "조금인데 뭐." "맛만 보는 정도라면야." 이렇게 생각하며 술을 마시는 분이 있는데 엄마에게는 아무리 적은 양이라 해도 몸속의 아기에게 미치는 영향은 상당히 큽니다. "얼마나 마시면 되나요?"라고 묻는 분이 계신다면 저는 "한 모금도 안 됩니다"라고 대답합니다.

엄마가 임신 중에 술을 마시면 아기의 신체나 뇌의 발육이 나빠집니다. 임신 사실을 몰랐다면 모를까, 배 속에 아기가 있는 것을 알았다면 당장 술은 끊어야 합니다.

또 하나 문제가 되는 것이 담배입니다. 임신 중인 엄마가 담배를 끊어야 하는 것은 물론이거니와 주위에서 피우는 담배 연기도 아기에게 영향을 끼칩니다. 간접흡연 시 맡게 되는 연기에는 직접 마시는 연기보다 유해물질이 더 많이 포함되어 있습니다. "창문을 열고 피우니까 괜찮겠지" "환기구 밑이니까 문제없겠지"라고 단순하게 생각할 것이 아닙니다.

하루에 피우는 담배의 수와 아기의 출생 체중의 관계를 조사한 자료가 있습니다. 자료를 보면 담배를 전혀 피우지 않는 아빠의 아기에 비해 하루에 11개 이상을 피우는 아빠의 자녀가 출생 체중이 130g이나 적었습니다. 이것은 엄마가 담배를 피우지 않아도 주위에 있는 사람이 담배를 피우면 그 연기 때문에 아기가 저체중으로 태어난 다는 것을 의미합니다.

  태어나고 나서도 아빠나 엄마가 흡연하면 유유아 돌연사 증후군(SIDS)의 확률이 높다는 것이 밝혀졌습니다. 집뿐만 아니라 외출 시의 담배 연기도 문제입니다. 가족은 물론, 주위 사람들이 담배를 삼가도록 부탁해야 합니다. 레스토랑에서는 금연석에 앉아야 합니다. 임신기간은 평생에 걸친 것이 아닙니다. 아기를 위해서라도 모두에게 협력을 요청하는 것이 좋겠습니다.

칼럼

남성은 아연을 섭취하자

지금까지 여성을 임신체질로 만드는 데 필요한 영양에 대해 말씀드렸습니다. 하지만 실제로 불임의 원인은 여성에게만 있는 것이 아닙니다. 남성에게도 원인이 있는 경우가 늘고 있습니다. 부부가 함께 불임치료를 받는 경우도 있습니다.

영양 테라피는 남성이나 여성이나 영양에서 출발하기는 마찬가지입니다. 영양 상태를 고르게 해서 몸과 마음을 정돈하고 건강해지는 것입니다. 세포부터 건강해지면 남성도 임신(시킬)체질이 될 수 있습니다.

우선, 남성분들이 반드시 섭취해야 하는 영양소는 아연입니다. 아연은 매우 중요한 미네랄이며 정자 형성이나 정자의 운동과 활성화에 관여하며 섹스 미네랄이라 불립니다. 그럼에도, 남성에게 아연 결핍이 많습니다.

> 칼럼

아연이 부족하면 의욕이 저하되거나 성욕 저하가 일어나는 것도 특징입니다.

또한, 아연에는 혈당치를 내리는 인슐린 분비를 조정하는 기능이 있습니다. 아연이 부족하면 인슐린 조정이 제대로 이루어지지 않아 인슐린 분비 타이밍이 늦거나 빨라집니다. 즉, 2장에서 설명한 인슐린 저항성을 보이는 것입니다.

인슐린 저항성이 커지면 아연도 감소하는 경향이 있으니 혈당치를 높이는 식사를 삼갈 필요가 있습니다. 그러면 여기서, 남성분들에게 질문입니다. 평소에 이런 식사를 하지는 않나요?

- ☑ 점심은 싸고 간단한 우동이나 국수 등으로 때운다.
- ☑ 패스트푸드를 자주 먹는다.
- ☑ 잔업 때문에 밤늦게 식사를 한다.
- ☑ 회식으로 일주일에 몇 번이나 술을 마신다.
- ☑ 기름진 안주를 먹는다.
- ☑ 술을 마시면 해장으로 꼭 라면을 먹는다.

고개를 끄덕였다면 주의가 필요합니다. 아연 결핍 직전입니다. 이런 예는 보기만 해도 샐러리맨의 전형적인 식습관이라는 것을 잘 아실 겁니다. 왕성하게 활동하는 남성 대부분은 아연이 부족합니다. 아기를 원하는 여성 파트너의 영양소도 충분치 못하니 가능하다면 남성도 영양 테라피에 함께 참여하는 것이 좋습니다.

점심은 단품보다는 정식으로 먹도록 합니다. 단, 돈가스 같은 것은 반찬이라고 해 봐야 돈가스와 양배추밖에 없는데다 튀긴 것이다 보니 고칼로리 식품입니다. 이런 것은 피하고 반찬 수가 많은 것을 고르는 것이 좋습니다.

술을 마실 때는 양을 줄이고, 안주도 의식적으로 고단백질 저칼로리 식품으로 선택합니다. 밤에 먹는 라면이나 간단한 식사는 비만을 방지하기 위해서라도 피해야 합니다. 탄수화물 덩어리에 염분까지 많아 혈당치가 단숨에 올라갈 뿐만 아니라 밤에 먹다 보니 지방도 축적됩니다. 자기 전의 탄수화물이나 기름진 식사는 그만두어

> 칼럼

야 합니다. 혈당치를 올리지 않는 식사를 꾸준히 하다 보면 자연히 비만도 예방됩니다.

3장에서도 설명했지만, 아연은 여성에게도 부족해지기 쉬운 영양소입니다. 아연은 여성 호르몬 생성이나 임신 유지에도 관여합니다. 세포분열이나 성장에도 관여하기 때문에 임신 후에도 매우 중요하니 부부가 함께 섭취하는 것이 좋습니다.

: CHAPTER :

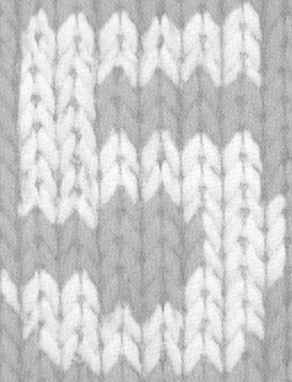

[제5장]
영양소별 임신체질을 만드는 레시피

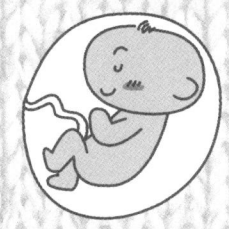

05

영양소별 임신 체질을 만드는 레시피

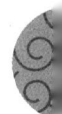

스페인풍 오믈렛

고단백질인 계란을 맛있고, 먹음직스럽게!

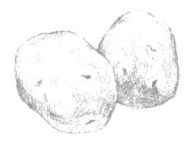

:: **만드는 법**

1. 감자와 당근은 껍질을 벗긴 뒤, 감자는 반달 썰기를 하고 당근은 채 친다. 피망과 양파는 작게 자른다.

2. 1을 접시에 담고, 위에서부터 올리브유를 뿌려 뚜껑을 덮고, 레인지에서 약 10분간 가열한 뒤, 한동안 그대로 둔다.

3. 계란 푼 것에 소금을 섞고 2를 얹은 뒤, 포크로 감자를 으깨가며 잘 섞는다.

4. 가열한 프라이팬에 올리브유(분량 외)를 조금 넣고, 3을 전부 넣어 앞뒤로 골고루 굽는다(중불~약불).

식재료 (2인분)

감자 2개

당근 1/2개

피망 1개

양파 1/2개

올리브유 2큰술

계란 2개

소금 .... 적당량

쇠고기와 돼지고기 햄버거

단백질

붉은 살코기를 준비합니다. 철도 함께 섭취할 수 있습니다.

:: **만드는 법**

1. 볼에 계란을 넣고 저민 고기, 소금, 빵가루와 함께 반죽한다.

2. 1을 2등분하여 타원형으로 만든다.

3. 프라이팬에 참기름을 넣고 중불에서 가열한 뒤, 앞뒤로 노릇하게 굽는다.

4. A를 넣고 끓어오르면 불을 약하게 한 뒤, 뚜껑을 덮고 5분 정도 찐다.

5. 그릇에 담고 프라이팬에 남은 소소를 얹는다.

식재료 (2인분)

저민 고기 300g

빵가루 .... 4 큰술

소금 .... 1/3 작은술

참기름 .... 2 작은술

계란 1개

A
| 청주 ...... 1/4컵 |
| 간장 ...... 1 작은술 |

담백하게 찐 간 요리

간을 잘 못 먹는 분에게 추천합니다.

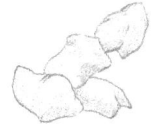

∷ 만드는 법

1. 닭 간에 소금 2큰술(재료 외)을 뿌려 잘 버무린다.

2. 1을 10분 정도 재워둔 뒤 씻는다.

3. 지방이나 피가 굳은 부분 등을 제거하고, 한입 크기로 썰어 소금과 후추를 친다.

4. 프라이팬에 마늘, 고추를 넣어 약불에서 향을 낸다.

5. 잘게 썬 양파를 넣고 색이 날 때까지 중불에서 볶는다.

6. 양파를 평평하게 깔고, 간을 올린다.

7. 청주를 넣어 뚜껑을 덮고 찐다.
   (식을 때까지 그대로 두면 맛이 잘 밴다.)

식재료 (2인분)

- 닭 간 150g
- 양파 1/2개
- 소금·후추 .... 조금
- 마늘 .... 적당
- 고추 1개
- 청주 50cc

모시조개 와인 찜

철이 가득한 모시조개와 마늘의 궁합은 최고.

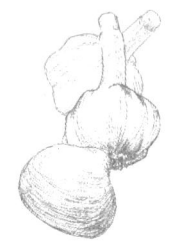

:: 만드는 법

1. 프라이팬에 버터를 넣고 얇게 썬 마늘과 고추를 넣고 약불에서 볶는다.

2. 1에 모래를 제거한 모시조개를 넣고 한 번 더 볶는다.

3. 화이트 와인을 돌려 뿌린 후, 뚜껑을 덮고 찌다가 모시조개가 입을 연 것을 확인하고 불을 끈다.

4. 접시에 먹음직스럽게 담고 파를 올린다.

식재료 (2인분)

모시조개 1팩

마늘 1알

버터 .... 1큰 술

화이트 와인 ... 적당량

파 .... 적당량

고추 .... 적당량

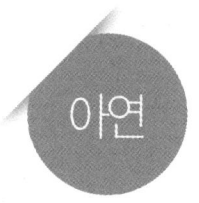

굴 크림찜

아연이 풍부한 굴은 너무 많이 가열하지 않는 것이 요령입니다.

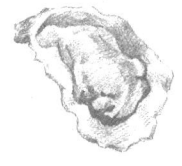

:: **만드는 법**

1. 굴과 가리비는 소금과 후추로 밑간하고, 밀가루(분량 외)를 골고루 묻혀 색이 날 때까지 굽는다.

2. 야채는 자르고 브로콜리는 데쳐둔다.

3. 양파와 당근을 볶고, 조금 있다가 물(분량 외)을 넣어 데친다.

4. 크림 스튜 루와 우유를 넣고, 적당한 농도가 되면 브로콜리, 굴, 가리비를 넣어 가열한다.

식재료 (2인분)

굴 1팩
(가능하면 생식용으로)

가리비 2개

당근 .... 중 크기 1/2개

양파 .... 약 1/2개

브로콜리 3송이

버터 .... 적당량

소금 · 후추 ..... 적당량

크림 스튜 루 2알

우유 1컵

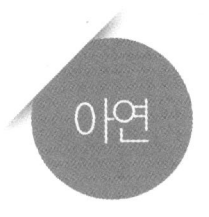

아보카도와 꼴뚜기 버터 간장 볶음

꼴뚜기와 잘 익은 아보카도가 간장과 어울려 풍미 있게!

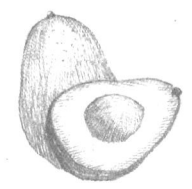

식재료 (2인분)

꼴뚜기	6마리
아보카도	1개
방울토마토	4개
올리브유	1큰술
소금·후추	조금
버터	3 큰술
간장	2 큰술

:: **만드는 법**

1. 꼴뚜기는 먹물 주머니를 제거하고, 소금으로 비벼 씻은 뒤, 끓는 물에서 2~3분 삶는다.

2. 아보카도를 한 입 크기로 자른다.

3. 토마토는 꼭지를 떼고 물로 씻는다.

4. 프라이팬에 올리브유를 두르고 중불에서 꼴뚜기를 볶는다.

5. 꼴뚜기의 색이 변하기 시작하면 토마토, 아보카도 순으로 넣어 가볍게 볶고 소금과 후추로 간을 한다.

6. 너무 오래 가열하지 않도록 주의하며 버터를 넣은 뒤, 간장을 뿌려 향을 낸다.

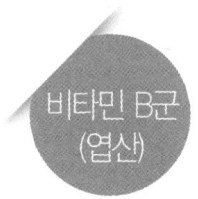

유채 겨자무침

초봄에 나오는 유채꽃은 엽산의 보고입니다.

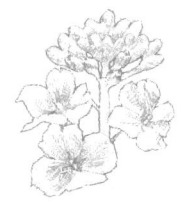

:: **만드는 법**

1. 유채는 먹기 좋은 크기로 자른다.

2. **A**를 볼에 담고 잘 섞는다.

3. 유채는 살짝 데쳐 물기를 짜내고, 2의 볼에 넣어 섞는다.

4. 김을 적당한 크기로 잘라 3에 넣어 섞는다.

식재료 (2인분)

유채 .... 반 다발

김 1장

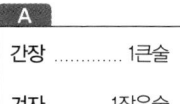

A	
간장	1큰술
겨자	1작은술

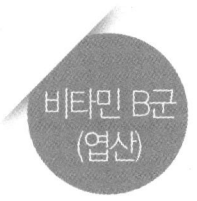
비타민 B군 (엽산)

아보카도 레몬

아보카도와 싱싱한 새우의 식감이 포인트!

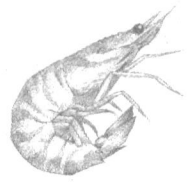

:: **만드는 법**

1. 아보카도는 반으로 잘라, 씨를 제거하고 접시에 담는다.

2. 1에 레몬 1/2개 분량의 즙과 후추를 뿌린다.

3. 새우와 올리브유를 작은 냄비에 넣어 약불에서 가열한다.

4. 3에 향기가 올라오면 1을 얹어, 간장을 떨어뜨리고 얇게 썬 레몬을 얹는다.

식재료 (2인분)

아보카도 1개

레몬 1/2개

마른 새우 .... 2 큰술

올리브 유 .... 1 큰술

간장 .... 1 작은술

후추 .... 약간

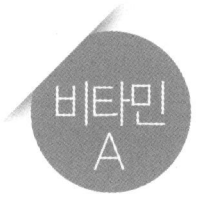

장어 계란 부침

비타민 A를 포함한 장어와 계란의 감칠맛이 식욕을 자극합니다.

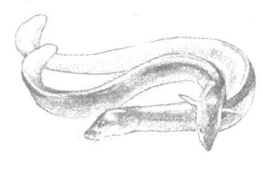

::만드는 법

1. 장어는 한입 크기로 썬다.
2. 버섯은 먹기 좋게 찢는다.
3. 파드득나물은 3~4cm로 자른다.
4. 계란은 풀어놓는다.
5. 프라이팬에 샐러드유를 두르고, 장어를 양면 다 굽는다. 껍질부분이 밑으로 가게 두고, 그 위에 버섯을 올리고 1분 정도 굽고, 장어 소스와 물을 더해 약불에서 1~2분 졸인다.
6. 계란 푼 것을 전체적으로 붓고, 파드득나물을 전체적으로 뿌린 뒤, 뚜껑을 덮는다.
7. 계란이 원하는 정도로 익으면 불을 끄고, 산초를 뿌린다.

식재료 (2인분)

- 장어 1마리
- 계란 1개
- 이파리 버섯 .... 1/2 팩
- 파드득나물 .. 1/2 다발
- 장어소스 ...... 2 큰술
- 물 .... 2 큰술
- 샐러드유 .... 1 작은술
- 산초 .... 소량

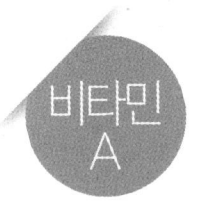

돼지 간 토스터 그릴

간편하면서도 손쉽게, 엽산과 철을 함유한 간을 섭취할 수 있습니다.

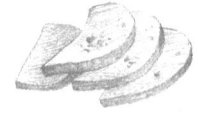

:: 만드는 법

1. 돼지 간은 씻은 뒤 물기를 털어 둔다.

2. 1에 **A**를 고루 묻힌다.

3. 오븐 토스터에 오븐 시트를 깔고, 2를 가지런히 놓고 약 5분 정도 굽는다.

4. 접시에 먹음직스럽게 올려 담고, 레몬을 곁들인다.

식재료 (2인분)

돼지 간 100g
(얇게 썬 것)

레몬 ....1/4 개

A

소금	1/4 작은술
후추	적당량
카레가루 · 산초	각 1 작은술
샐러드유	2 작은술

서른 중반, 건강한 임신을 부탁해

칼슘

모시조개 차우더

양질의 칼슘 공급원인 우유가 중심

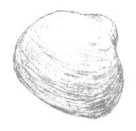

:: 만드는 법

1. 당근은 랩으로 싸고, 전자레인지에서 1분 가열한 뒤, 열기가 살짝 가시면 둥글게 썬다.

2. 양파는 4조각으로 자르고, 셀러리는 4cm 폭으로, 베이컨은 3cm 폭으로 자른다.

3. 물 2컵(분량 외)과 모시조개를 냄비에 넣고 센 불에서 물이 끓어오르기 직전에 모시조개를 건져낸다.

4. 1, 2를 넣고, 약한 불에서 5분 삶은 뒤, 거품을 건진 뒤, 우유와 루를 넣는다.

5. 루가 녹으면 모시조개를 다시 넣고 소금과 후추로 간을 한 뒤, 그릇에 담는다.

식재료 (2인분)

모시조개살	100g
당근	1/2개
양파	1/2개
셀러리	1/2개
베이컨	15g
크림 스튜 루	2알
우유	1컵
소금·후추	적당량

멸치볶음

칼슘과 철을 동시에 섭취하자!

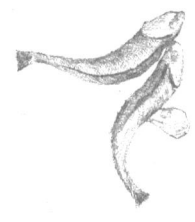

:: 만드는 법

1. 프라이팬에 멸치를 넣고 3~5분 볶는다.

2. 1에 A를 넣고, 약하게 졸인다.

3. 국물이 졸아들면 불을 끈다.

식재료 (2인분)

건멸치 50g

A	
간장	2큰술
청주	3큰술
물	1컵

연어 아보카도

신선한 연어로부터 DHA와 EPA를 듬뿍 얻을 수 있습니다.

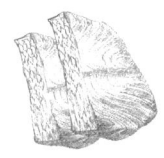

식재료 (2인분)

연어(킹 샐먼)····2토막

호박 ············· 4토막

아보카도 ········ 1/2개

토마토 ·········· 1/2개

알갱이 머스타드······
················2작은술

레몬즙 ········ 1/4개분

소금 · 후추 ···· 적당량

샐러드유 ······ 1작은술

:: **만드는 법**

1 연어와 호박에 소금과 후추를 뿌리고, 프라이팬에 기름을 두르고 중불에서 앞뒤로 굽는다.

2 아보카도와 토마토를 5mm두께로 썰고, 소금과 후추를 뿌린다.

3 알갱이 머스터드와 레몬즙을 곁들여, 2와 버무린다.

4 1을 접시에 담고, 3을 위에 얹는다.

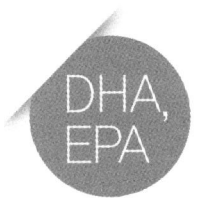

고등어 된장조림

된장의 깊은 맛과 고등어의 감칠맛이 출산을 돕는다.

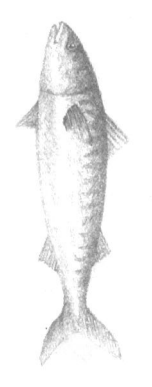

:: 만드는 법

1. 고등어의 표면의 수분과 핏기를 키친타올로 닦는다.

2. 냄비에 물을 끓이고 고등어를 넣는다. 표면이 하얗게 변하면 건져내고, 가볍게 헹군다.

3. 고등어가 충분히 들어갈 만한 크기의 냄비에 청주를 넣고 팔팔 끓여, 알코올을 살짝 날린 뒤 물을 넣는다.

4. 냄비에 고등어를 넣고, 5분 정도 약불에서 익힌 뒤, 국물에 푼 된장, 간장, 생강을 넣는다.

5. 도중에 국물을 부어주면서 약불에서 15~20분 정도 익힌 뒤, 국물이 바짝 졸아들면 접시에 담는다.

식재료 (2인분)

고등어 ·········· 2토막

일본식 된장····· 2큰술

간장 ················ 2큰술

청주 ············· 100ml

물 ·················· 150ml

생강(슬라이스)····· 1편

맺음말

저의 두 비타민 베이비는 건강하게 자라 장녀는 지금 미국에서 대학생활을 하며 장차 배우가 될 꿈을 키우고 있습니다. 장남은 작년에 고1이었는데(15살) 안토니오 이노키 회장의 IGF에서 프로레슬러로 데뷔했습니다. 아이들을 키우며 행복을 느끼고, 영양요법 덕분에 가족 모두 아픈 곳 없이 건강하게 서로의 꿈이 이루어지도록 도울 수 있는 것이 얼마나 감사한지요.

이번 출판에는 폴링 박사의 제자이며 일본에 분자교정요법을 알린 권위자이시며 저의 스승이신 가네코 마사토시 선생님께서 많은 충고와 지도를 해 주셨습니다. 진심으로 감사 말씀 올립니다. 원고 감수는 신주쿠 미조구치 클리닉의 미조구치 도오루 원장님에게 레시피는 사이토 유스케(영양사) 씨에게 도움을 받았습니다. 늘 감사한 마음뿐입니다. 마지막으로 기타노하라 선생님에게 진심으로 감사 말씀을 드리고 싶습니다.

제 인생을 바꾼 영양요법이 많은 여성분의 인생을 바꾸기를 기원하며 마무리를 짓겠습니다.

조 마리코

　　　분자교정요법을 진료에 도입한 신주쿠 미조구치 클리닉의 미조구치 도오루 선생과의 재회가 그 시작이었습니다. 미조구치 선생은 안티에이징 관련 세미나에서 영양요법 강사 일을 하고 있었습니다. 미조구치 선생과 저는 후쿠시마현립 의과대학 동급생이며 친구였는데, 약 20년 만의 재회였습니다. 강연 내용도 하나같이 정신이 번쩍 드는 것뿐이었습니다. 세미나가 끝나고 인사차 간 자리에는 조 마리코 씨도 자리하고 있었습니다. 함께 이야기를 나누는데 영양 요법을 향한 두 사람의 열정이 그대로 느껴졌습니다. 어느새 우리 클리닉에서도 할 수 있도록 도와 달라는 말이 튀어나왔습니다.

지금은 저도 영양요법을 실천하고 영양검진을 받는 분에게는 물론, 단순한 검사를 하러 오시는 환자들에게도 영양 지도를 하려고 늘 마음을 쓰고 있습니다. 진료를 하며 실감하는 것이 여성 대부분이 철·단백질·비타민 B군 결핍으로 탄수화물(당질)이 넘치거나 섭취 방법에 문제가 있다는 것입니다. 하지만, 그런 문제가 해결되기만 하면, 신체적인 컨디션 불량이나 정신적인 면도 개선될 수 있다.

이번에 조 마리코 씨의 의견을 받아들여 이 책을 세상에 내놓게 된 것을 매우 기쁘게 생각합니다. 이 책을 읽으시는 모든 분이 영양요법을 실천하고, 더욱 건강한 삶을 누리시기를 기원합니다.

기타노하라 마사타카

영양 테라피(영양요법)에 관한 문의처

신주쿠 미조구치 클리닉
홈페이지 http://www.shinjuku-clinic.jp

기타노하라 여성 클리닉
홈페이지 http://www.kitanohara.com

저자 소개

조 마리코

신주쿠 미조구치 클리닉·주임 영양 카운슬러. 아이치현 대학, 프랑스 그르노블 대학에서 프랑스 어를 전공하고, 통번역에 종사. 영양요법으로 불임을 극복하고 두 아이의 엄마가 되었다. 이후 영양 카운슬러로서 활동하면서 35세 이상의 여성 약 200명을 건강한 출산으로 이끌었다. 현재는 카운슬링 외에도 강연, 세미나, 잡지 등에서 활약 중이다.

기타노하라 마사다카

의학박사. 일본산부인과 학회 전문의. 일본 항가령 의학회전문의. 후쿠시마현 의학대학 졸업. 2005년 센다이에 여성 클리닉을 개설. 영양요법과 안티에이징을 도입한 치료를 하고 있다.